サクサク読める 漢方ビギナー処方ドリル

新見正則
帝京大学 医学部 外科 准教授

- こんなに簡単に処方していいんだ！
- 悩む前にともかく試してみよう!!

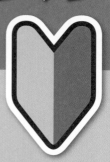

株式会社 新興医学出版社

Drills for Beginners to Learn the Flowchart Kampo Medicine

Masanori Niimi, MD, DPhil, FACS

© First edition, 2016 published by
SHINKOH IGAKU SHUPPAN CO. LTD., TOKYO.
Printed & bound in Japan

推薦の言葉

　漢方は，経験医学である．経験は，実際に漢方薬を使ってみて蓄積される．漢方の初心者が漢方薬をどう使うか，それに役立つのがこの本である．

　新見先生は，初心者は，300例処方したら，漢方薬を使えるようになるとして，まず使ってみることを勧めている．著者の「フローチャート漢方薬処方」を読んで，実際に処方したくなった初心者向けに，ためらわずにどんどん処方してごらんなさいと述べ，実際に何を処方したらよいかをアドバイスしている．

　右ページに患者さんの訴えと，問診票で漢方処方に役立つキーワード，第一印象が記載されている．この人にどの漢方薬を処方するかを自分で考える．

　ページをめくると，おすすめファーストチョイスと，その他のおすすめ処方が掲載されている．処方選択のキーワードと，その後の経過で患者さんの言葉を簡単にまとめている．良くなった患者さんの言葉は医師の喜びである．

　処方に役立つキーワードが増えると，処方できる漢方薬が増えるようになっている．まず素直に漢方の初心者であること，しかし患者さんが少しでもよくなるように一緒に相談しながら適当な漢方薬を探していきましょうというモダン・カンポウのスタイルで処方の自信をつけてゆくことを目標にしている．

　通勤の合間などに楽しく読んで，あっという間にチャレンジできる本なので，たくさんのビギナーの先生が漢方処方をスタートしていただけることを著者とともに願って本書を広く推薦する次第である．

平成28年5月
　　　社団法人日本東洋医学会元会長名誉会員　　松田邦夫

はじめに

　西洋医が西洋医学の補完医療として保険適用漢方エキス剤を使用して，患者さんの訴えに対処することをモダン・カンポウと称して啓蒙に努めています．僕の外来を見学に来る先生方からもモダン・カンポウの立ち位置で患者さんが相当喜んでいるとの報告をたくさん受けています．

　漢方の処方選択は難しくありません．いや，実はむしろ難しいです．だからこそ，最初から的確な処方を当てようとせずに，患者さんと一緒に，漢方薬に診断させながら処方を探していけばいいのです．そして少しでも有効な漢方薬に出会えば，それを継続していけば相当な確率で患者さんは元気になります．そんな気軽な気持ちで，でも患者さんを治してあげたいという真摯な態度で素直に患者さんと接すればいいと思っています．そのためにもファーストチョイスが必要です．こんな患者さんにはこんな漢方薬が有効であろうという経験知なのです．

　漢方の上達で一番大切なことは自分の経験です．<u>まず疑う前に 300 症例に処方してみてください</u>．その第一歩となるのがこの本です．この本で漢方の処方は難しくないことを体感して頂きたいと思います．漢方の魅力が理解でき，また奇蹟に出会うかもしれないです．

　この本は僕の師匠である松田邦夫先生の長い臨床経験と，それに比べればほんの僅かな僕の臨床経験を合わせて，僕が実際に出会った患者さんをモデルに書き下ろされています．是非楽しんでこのドリルに向かって頂きたいと思います．

本書の使い方

　この本は入門書です．どこからチャレンジして頂いても大丈夫です．また，漢方の知識が全くなくても大丈夫です．まずは患者さんの訴えをきいて，自分ならどんな漢方薬を処方するか挑戦してみて下さい．次のページにファーストチョイスとおすすめを記載しましたが，恐れることはありません．効いてよくなるか，答えは患者さんにあります．

　また，問診票は初診の患者さんを待たせるときの時間稼ぎに有効です．そして細かな内容よりも，ほとんど記載がないとか，細かな字で沢山記載があるとか，家族欄が空欄であるなどが役に立ちます．もちろんアレルギーの既往は弁護士の先生のお世話にならないためにも必須です．

　この本で漢方をもっと知りたくなったら僕の本を中心に勉強しましょう．勉強は処方する勇気を持つための手段です．漢方は一番安全な部類の薬剤です．なぜなら同じ成分の漢方薬を薬局で買えます．もちろん薬剤ですから100％安全ということはありません．しかし，漢方エキス剤として保険適用となっている約150種類の漢方薬に，一包飲んで死亡した報告はありません．また流産・早産した報告もないのです．そして，僕はいろいろな漢方薬を試飲しました．そんな試飲をしても特別問題ないのが漢方の魅力です．

　モダン・カンポウでは漢方的診察，例えば腹診，舌診，脈診なども不要です．まず患者さんの訴えと，醸し出す雰囲気から処方選択の方法を学びましょう．そしてどんどんと300症例を目指して処方を始めてください．西洋医学的治療では困って

いる患者さんに処方することが基本です．もちろん風邪やこむらがえりのように漢方の方が優れている領域もあります．しかし，多くは西洋医学の補完医療という立ち位置を忘れないことです．

漢方は相関の世界です．そこに現代医学的サイエンスはありません．相関の知恵には，腹診，舌診，脈診もあります．しかしそれらは後日興味を持ってから勉強しましょう．そして古典も後日興味を持ってから読みましょう．まず処方することです．処方するための知恵で不十分なところは別著を参考にして下さい．漢方というオプションを手にした西洋医は治療の幅が広がります．それは間違いないことです．

問診票からのキーワード凡例

通 ▶▶▶ 通院中

薬 ▶▶▶ 通院中の病院から処方されている西洋薬

家 ▶▶▶ 家族構成

既 ▶▶▶ 既往歴

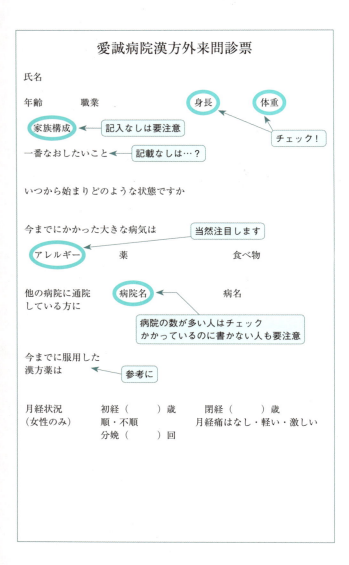

以下当てはまるものを○，特にひどいものを◎で囲んでください．

食欲　　　よい　　普通　　ない
睡眠　　　よい　　眠れない（寝付きが悪い・途中で目が覚める）
　　　　　よく夢を見る
小便　　　1日（　　　　　）回位　　　夜間に（　　　　　）回位
大便　　　1日（　　　　　）回位　　　硬い・普通・軟い・下痢

疲れやすい　　気分が憂うつになる　　ものわすれをする
イライラする　　汗をかきやすい　　寝汗をかく　　頭痛　　頭重
耳鳴　　難聴　　めまい　　のぼせる　　立ちくらみ　　目が疲れる
目のクマができやすい　　くしゃみ　　鼻汁　　鼻づまり　　鼻血
のどの痛み　　のどがつかえる　　のどが渇く　　水分をよくとる
口の中が乾燥する　　唇が乾く　　咳　　痰　　息切れ　　動悸
胸痛　　口が苦い　　生唾がでる　　ゲップ　　胸やけ
みぞおちがつかえる　　嘔気　　嘔吐　　乗り物酔い　　腹痛
腹が張る　　腹が鳴る　　ガスがよく出る　　性欲の減退
皮膚がかさかさする　　皮膚のかゆみ　　しもやけができる
足に力が入らない　　足がふらつく　　手がこわばる
自殺したいと思うことがある

　　　……その他特に気になることを記載してください……

全然丸がないのも多すぎるのも要注意

こる　　　　（首　　　肩　　背中　　　腰　　　その他　　　　）
痛む　　　　（手　　　足　　肩　　膝　　腰　　その他　　　　）
しびれる　　（手　　　足　　その他　　　　　　　　　　　　　）
ふるえる　　（手　　　足　　その他　　　　　　　　　　　　　）
冷える　　　（手　　　足　　腰　　　全身　　　その他　　　　）
ほてる　　　（顔　　　手　　足　　　その他　　　　　　　　　）
むくむ　　　（顔　　　手　　足　　　その他　　　　　　　　　）

好きな飲食物　　甘いもの　塩辛いもの　辛いもの　酸っぱいもの
　　　　　　　　油っこいもの　冷たいもの　温かいもの　肉
　　　　　　　　魚　野菜　海藻　卵　乳製品　菓子　炭酸飲料

たばこ　　吸ったことがない　ある（　　　　）本/1日　（　　　　）年

目　次

- Case 1 ……………… 13
- Case 2 ……………… 15
- Case 3 ……………… 17
- Case 4 ……………… 19
- Case 5 ……………… 21
- Case 6 ……………… 23
- Case 7 ……………… 25
- Case 8 ……………… 27
- Case 9 ……………… 29
- Case 10 …………… 31
- Case 11 …………… 33
- Case 12 …………… 35
- Case 13 …………… 37
- Case 14 …………… 39
- Case 15 …………… 41
- Case 16 …………… 43
- Case 17 …………… 45
- Case 18 …………… 47
- Case 19 …………… 49
- Case 20 …………… 51
- Case 21 …………… 53
- Case 22 …………… 55
- Case 23 …………… 57
- Case 24 …………… 59
- Case 25 …………… 61
- Case 26 …………… 63
- Case 27 …………… 65
- Case 28 …………… 67
- Case 29 …………… 69
- Case 30 …………… 71
- Case 31 …………… 73
- Case 32 …………… 75
- Case 33 …………… 77
- Case 34 …………… 79
- Case 35 …………… 81
- Case 36 …………… 83
- Case 37 …………… 85
- Case 38 …………… 87
- Case 39 …………… 89
- Case 40 …………… 91
- Case 41 …………… 93
- Case 42 …………… 95
- Case 43 …………… 97
- Case 44 …………… 99
- Case 45 …………… 101
- Case 46 …………… 103
- Case 47 …………… 105
- Case 48 …………… 107
- Case 49 …………… 109
- Case 50 …………… 111
- Case 51 …………… 113
- Case 52 …………… 115

- ▶Case 53 ······ 117
- ▶Case 54 ······ 119
- ▶Case 55 ······ 121
- ▶Case 56 ······ 123
- ▶Case 57 ······ 125
- ▶Case 58 ······ 127
- ▶Case 59 ······ 129
- ▶Case 60 ······ 131
- ▶Case 61 ······ 133
- ▶Case 62 ······ 135
- ▶Case 63 ······ 137
- ▶Case 64 ······ 139
- ▶Case 65 ······ 141
- ▶Case 66 ······ 143
- ▶Case 67 ······ 145
- ▶Case 68 ······ 147
- ▶Case 69 ······ 149
- ▶Case 70 ······ 151
- ▶Case 71 ······ 153
- ▶Case 72 ······ 155
- ▶Case 73 ······ 157
- ▶Case 74 ······ 159
- ▶Case 75 ······ 161
- ▶Case 76 ······ 163
- ▶Case 77 ······ 165
- ▶Case 78 ······ 167
- ▶Case 79 ······ 169
- ▶Case 80 ······ 171
- ▶Case 81 ······ 173
- ▶Case 82 ······ 175
- ▶Case 83 ······ 177
- ▶Case 84 ······ 179
- ▶Case 85 ······ 181
- ▶Case 86 ······ 183
- ▶Case 87 ······ 185
- ▶Case 88 ······ 187
- ▶Case 89 ······ 189
- ▶Case 90 ······ 191
- ▶Case 91 ······ 193
- ▶Case 92 ······ 195
- ▶Case 93 ······ 197

付録 ······ 199
索引 ······ 203
参考文献 ······ 208

※本書で記載されているエキス製剤の番号は株式会社ツムラの製品番号に準じています．番号や用法・用量は，販売会社により異なる場合がございますので，必ずご確認ください．

Case 1

食事をすると,一口,二口ですぐにお腹がいっぱいになるんです….ご飯がおいしく食べられません.そのせいか体重がだんだんと減っているように感じます….

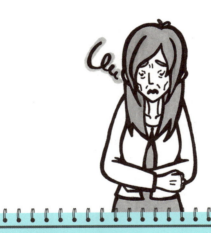

▶問診票からのキーワード
53歳,女性,158cm,38kg

▶第1印象
覇気がない,歩くのも遅い,華奢,色白

▶ Case 1

おすすめファーストチョイス

六君子湯㊸

他のおすすめ処方

四君子湯㉀, 補中益気湯㊶, 小建中湯㊾

処方選択のキーワード

▶ **胃癌手術後のような人**

六君子湯㊸を食欲増進のために処方したのに,六君子湯㊸を飲めない人がまれにいます.そんな人には,六君子湯㊸から陳皮と半夏を抜いた四君子湯㉀が飲みやすいと言われています.

経過

1ヵ月後にはあまり変化なし.しかし,お湯に溶かして飲む漢方の味はおいしいと.そこで,3ヵ月続行.食欲は少々増進したと思うが,体重は増えないと.6ヵ月で体重が1kg増加.2年で約3kg増加.とても元気になりました.

Case 2

(息子さんと一緒に来院.本人はあまりしゃべらない.息子さんによると…)
介護をしている家族に暴言を吐き,暴力をふるうようになっちゃって.夜間も起き出して徘徊するから困っているんだよ.

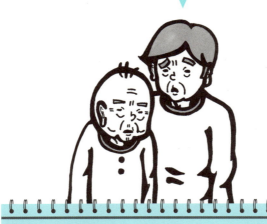

▶問診票からのキーワード
80歳,男性,薬アリセプト®

▶第1印象
周囲の刺激に無頓着,無表情,でも時々薄ら笑いあり

▶ Case 2

おすすめファーストチョイス

抑肝散(よくかんさん) ㊴

※番号は54

他のおすすめ処方

抑肝散加陳皮半夏(よくかんさんかちんぴはんげ)㊼, 釣藤散(ちょうとうさん)㊼,
黄連解毒湯(おうれんげどくとう)⑮

処方選択のキーワード
▶ **認知症の周辺症状**

抑肝散㊴が認知症の周辺症状，特に攻撃性に関して有効です．抑肝散加陳皮半夏㊼はより虚弱な人向き，釣藤散㊼は頭に血が上っているのを冷ます感じ．黄連解毒湯⑮はもっとカッカしている状態を鎮めるイメージです．

経過

　1ヵ月後に，なんとなく以前とは違って少々落ち着いてきたと．その後内服を続けたところ，激しい暴力の回数は激減するが，ちょっとの怒りっぽさは残る．それでも，家族は大満足とのことです．

Case 3

日頃から，おなかにガスが溜まっていて，おなかがパンパンに張っています．便秘気味で，夏でも夜は腹巻きをしています．それでもおなかが冷えるのです．

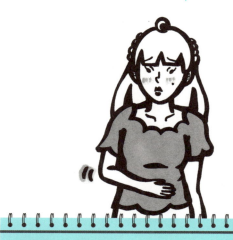

▶問診票からのキーワード
24歳，女性，162cm，53kg，既虫垂炎

▶第1印象
中肉中背，色白，ゆっくりしゃべる，覇気がない

▶ Case 3

おすすめファーストチョイス

大建中湯⑩

他のおすすめ処方

当帰湯⑩②,　桂枝加芍薬湯⑩,　小建中湯⑨⑨

処方選択のキーワード
▶ **冷えを伴う腹部膨満**
　大建中湯⑩に入っている山椒が大切な生薬．山椒を含む当帰湯⑩②も同じような作用あり．また桂枝加芍薬湯⑩に飴を加えたものが小建中湯⑨⑨ですが，大建中湯⑩には飴が含まれているので，大建中湯⑩＋桂枝加芍薬湯⑩＝中建中湯という漢方薬になります．中建中湯も慢性のイレウスには効果あり．

経過
　まず，飲んで数日でオナラが臭くなくなり，そしてその後おなかの張り具合が減少した．便がちょっとドロドロになり，そしてなんとなくおなかが温かく感じるようになった．今は，適当に1日3〜6包を加減して飲んでいます．

Case 4

> 数時間前から,なんとなく寒気がして,頭が痛いっス.なんとなく熱っぽいけれど汗は出てないっス.昨日まではめちゃ元気でした.学校で風邪がはやってるんスよ.

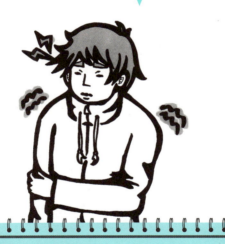

▶問診票からのキーワード
18歳,男性,大学生

▶第1印象
ちょっとがっちり,元気,声大きい

▶ Case 4

おすすめファーストチョイス

葛根湯（かっこんとう）①

他のおすすめ処方

麻黄湯（まおうとう）㉗，小青竜湯（しょうせいりゅうとう）⑲，麻黄附子細辛湯（まおうぶしさいしんとう）㉗

処方選択のキーワード
▶ 汗がない

　風邪のひきはじめは，まだ汗をかいていない状態で漢方を内服して，じわーっと汗が出るようになるとそれ以上長引きません．麻黄にはエフェドリンが含まれるので，飲み過ぎるとドキドキしたり，ムカムカします．どの漢方薬が飲めるかは体格でだいたい決まり，虚弱からがっちりタイプの順に，麻黄附子細辛湯㉗，小青竜湯⑲，葛根湯①，麻黄湯㉗となります．

経過　まず，薬をもらってすぐにその場で1包を飲み，その後，帰宅してもう1包を内服．そして布団に入ると一気に汗が出てきた．指示通りにつらくない範囲で発汗を楽しんだと．夜間にもう1包内服し，翌日は解熱して元気になりました．

Case 5

 以前より疲れやすいように感じます…．そのうえ数日前からもっと疲れるようになり，体がだるいんです．食欲もありません…．朝起きても疲れています．昔は一晩寝れば治ったんですが…．
 部下にめぐまれず，上にもいろいろと言われてストレスが溜っています．

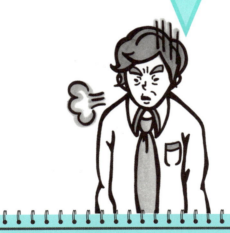

▶問診票からのキーワード
45歳，男性，㊁妻と子2人

▶第1印象
中間管理職タイプで疲れているのかな，力がない声

▶ Case 5

おすすめファーストチョイス

補中益気湯㊶

他のおすすめ処方

小柴胡湯❾, 十全大補湯㊽, 人参養栄湯108

処方選択のキーワード

▶ こじれた状態

柴胡という生薬を含む薬は「こじれた状態」に有効. その代表が小柴胡湯⑨. 小柴胡湯⑨の虚弱者向けバージョンが補中益気湯㊶.

疲れやだるさには参耆剤も有効. こちらは朝鮮人参と黄耆を含む漢方薬で保険適用漢方薬には 10 種類あります. その中の代表が補中益気湯㊶なのです.

経過

1ヵ月後になんとなく調子がよいと. 「3ヵ月後には体が軽くなり, 食欲も以前より相当増しました. 6ヵ月間きちんと内服した後, 体調に合わせて適当に内服しています」

Case 6

のどに何かが引っかかっているので、いろいろと検査をしてもらったの。でも、何も悪い物はないと言われて心外なのよ。本当に何かあるのに…。ファイバースコープでは何もないと言われたけれど、実際に上手く飲み込めない。2ヵ月前に母が亡くなって今はまだ心の整理がつかないの。

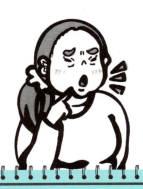

▶問診票からのキーワード
34歳, 女性, いろいろな症状を訴える, 通, 薬デパス®

▶第1印象
ちょっと気持ちが晴れないモード, 派遣社員風, 小肥り

▶ Case 6

おすすめファーストチョイス

半夏厚朴湯(はんげこうぼくとう) 16

他のおすすめ処方

柴朴湯(さいぼくとう) 96, 香蘇散(こうそさん) 70, 加味逍遙散(かみしょうようさん) 24

処方選択のキーワード
▶ 検査で何もないのどの違和感

明らかにウツウツ気分の人．一見元気だが気の巡りが悪いような感じの人はのどの違和感を結構訴えます．でも検査をして何もない．こんな症状を昔は「梅の種がのどにある」と称したそうです．それを梅核気と呼びました．蘇葉，厚朴，香附子などのいずれかを含む漢方がおすすめです．

経過

のどの違和感は，飲んで数日で軽くなりました．確かにまだのどの違和感が残っているように感じることもあるけれど，あまり気にならなくなったとのこと．なんとなく調子がいいのでしばらく飲んでみたいと．

Case 7

> 春先になると,花粉症の症状がひどく出てくるので困っています.鼻水とくしゃみが止まらないし,目が痒くて仕方ありません！
>
> お風呂に入り,体が温まると楽になります.

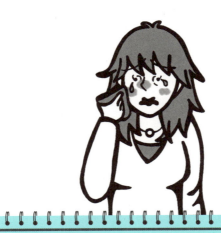

▶問診票からのキーワード
27歳,女性,㊗アレジオン®,抗アレルギー薬は眠くなる

▶第1印象
中肉中背,普通の人,しっかり話す

▶ Case 7

おすすめファーストチョイス

小青竜湯 ⑲

他のおすすめ処方

苓甘姜味辛夏仁湯 ⑲, 越婢加朮湯 ㉘

処方選択のキーワード

▶ 冷えと鼻水・くしゃみ

　麻黄には交感神経の刺激作用があるエフェドリンが含まれているので，麻黄含有漢方薬（麻黄剤）はどれも花粉症に効果あり．小青竜湯⑲は体を温める乾姜が含まれています．また麻黄はドキドキ，ムカムカするので，そんなときは麻黄を含まない苓甘姜味辛夏仁湯⑲で上手に対処しましょう．

経過

　内服してすぐにくしゃみが軽くなりました．その後も続行．試しに倍量飲んだら，胸がドキドキしたとのこと．あまりにもひどい時は西洋薬を併用しています．

Case 8

> 2週間前に風邪を引いて，その後なんとか症状は取れましたが，咳が残ってしまいました．ここ数日続いていて，痰は出ないし，むしろ痰がへばりついているようで気持ちが悪くて…．空咳が続く感じです．

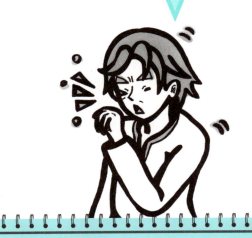

▶問診票からのキーワード
36歳，男性，173cm，71kg

▶第1印象
中肉中背，何となく潤いがない

▶ Case 8

おすすめファーストチョイス

麦門冬湯㉙
(ばくもんどうとう)

他のおすすめ処方

麻杏甘石湯㊺
(まきょうかんせきとう)

処方選択のキーワード
▶ 痰がのどにへばりつく

　咳を止めるのは漢方では麻黄含有漢方薬（麻黄剤）です．その中でも麻杏甘石湯㊺が頻用されます．一方で，潤いをつける漢方薬（滋潤剤）で痰が出やすく，1回の咳で痰が上手く出るので，続いて咳をすることが減ります．こんな目的で使用されるのが麦門冬湯㉙です．

経過

　内服すると痰が出やすくなってとても楽．飲んですぐに効くと感じました．2時間ぐらいで効果が切れますがまた飲むとよくなるので，ひどいときは6包内服して調子がよかったと言っています．

Case 9

　胃腸の調子が悪いみたいで,吐きそうと言います.数時間おきにトイレに行っています.下痢が止まらなくてかわいそうで….
　なんとかしてあげられないでしょうか？

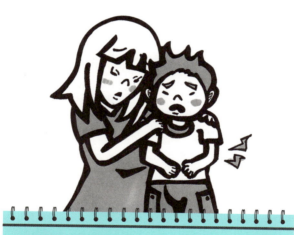

▶問診票からのキーワード
8歳,男児,127cm,27kg

▶第1印象
ともかく元気,ぐったりはしていない

▶ Case 9

おすすめファーストチョイス

五苓散⑰

他のおすすめ処方

桂枝加芍薬湯㉖,小建中湯㉙

処方選択のキーワード
▶ 子ども

　子どもの訴えには,五苓散⑰が著効することが多くあります.五苓散⑰は水のアンバランスを改善する漢方薬です.子どもは大人よりも水分量が多い.そんな理由で著効するのかもしれませんね.大人の腸炎にも五苓散⑰は有効です.

経過

　1包飲んで,下痢が少々楽になる.その後も1包を3回飲んで終了.小学生は大人量の半分ぐらいが通常だが,今回は大人と同じ量を飲ませていいと言われていたので安心してたくさん飲ませましたとのこと.

Case 10

生理痛がひどく,また頭痛もあります….日頃から冷えて,むくみっぽいのです.

嫌なことがあったわけでもないのに,気が晴れないことも多いですね….

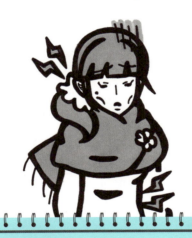

▶問診票からのキーワード
23歳,女性,162cm,50kg,生理28日周期

▶第1印象
元気がない,華奢,色白,ややむくんでいる

▶ Case 10

おすすめファーストチョイス

当帰芍薬散(とうきしゃくやくさん)㉓

他のおすすめ処方

当帰建中湯(とうきけんちゅうとう)⑫③

処方選択のキーワード

▶ 女性のもろもろの訴え

女性の訴えに有効な漢方薬は多種あります．生理に関係するものを含めて，虚弱タイプからがっちりタイプの順に，当帰建中湯(とうきけんちゅうとう)⑫③，当帰芍薬散(とうきしゃくやくさん)㉓，桂枝茯苓丸(けいしぶくりょうがん)㉕，桃核承気湯(とうかくじょうきとう)61が並びます．不思議なことに女性のもろもろの訴えに著効します．

経過

内服して1ヵ月だが，生理痛が少々軽くなりました．その後，3ヵ月内服．やはり薬は効いている．しばらく続けたいとのことで，約2年間きちっと飲み続け，その後は，適当に内服してもらっています．

Case 11

生理の1週間前からイライラしてしまいます．それに，不安で不安でどうしようもなくなってしまうんです！

めまいや頭痛も起こり，困っています．他の病院で自律神経失調症と診断されました．

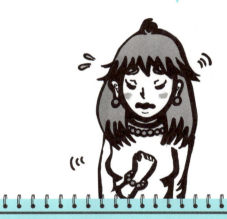

▶問診票からのキーワード
24歳，女性，問診票には細かい字がたくさん，㊥

▶第1印象
中肉中背，話がまとまらず長い，ボツボツしゃべる．

▶ Case 11

おすすめファーストチョイス

加味逍遙散㉔

他のおすすめ処方

抑肝散㉞, 柴胡加竜骨牡蛎湯⑫

処方選択のキーワード

▶ **更年期障害や自律神経失調症**

加味逍遙散㉔は更年期障害や自律神経失調症の特効薬．また生理の訴えにも有効です．高ぶる気分を鎮めるには抑肝散㉞や柴胡加竜骨牡蛎湯⑫も効きますよ．

経過

内服して数日でなんとなくイライラが軽くなりました．そして3ヵ月飲んだらイライラは半分ぐらいに．あまり漢方だけに期待してはダメと励まし，その後は本人もちょっと気合いを入れて頑張ってもらいました．そして調子がいいと．

Case 12

> 閉経後にのぼせとほてりが強くなって,無性に汗をかくようになったのよ.上半身は熱があるのに下半身はとても冷えるのよね.

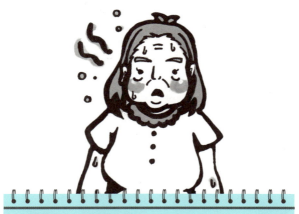

▶問診票からのキーワード
57歳,女性,158cm,63kg

▶第1印象
ちょっとがっちり,色はやや黒い

Case 12

おすすめファーストチョイス

桂枝茯苓丸 ㉕

他のおすすめ処方

当帰芍薬散 ㉓, 加味逍遙散 ㉔, 桃核承気湯 ㉛

処方選択のキーワード

▶ 田舎のおばちゃん？

　桂枝茯苓丸㉕と当帰芍薬散㉓はよく並べて語られます．「当帰芍薬散㉓は，竹久夢二の絵に出てくるような色白で華奢なべっぴんさん．一方で，桂枝茯苓丸㉕は田舎のおばちゃんタイプ」昔，こう教える先生がいましたが，講義を聴いた受講者に「わたしはどちらでしょう？」と尋ねられて，言葉に詰まったそうです．

経過

　内服して1ヵ月でホットフラッシュのひどさも頻度も半分ぐらいになりました．その後も4ヵ月はきっちりと内服．今は適当に内服しています．

Case 13

急に熱が出てきて，39℃近くあるっス．寒気がするし，吐き気があって，関節がいてぇ．今までの風邪とは全然違うんスよ！

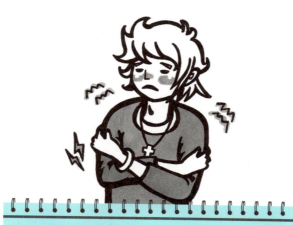

▶問診票からのキーワード
15歳，男性，174cm，80kg，サッカー部

▶第1印象
普通の高校生，筋肉質，日焼けしている

▶ Case 13

おすすめファーストチョイス

麻黄湯㉗

他のおすすめ処方

葛根湯❶，麻黄附子細辛湯�127

処方選択のキーワード
▶ **インフルエンザ**

　インフルエンザのような激烈な症状の時は，通常はドキドキ，ムカムカして飲めない麻黄含有漢方薬も飲めるようになります．よって，少々虚弱で日頃の風邪では麻黄湯㉗が飲めない人も，インフルエンザでは麻黄湯㉗が選択肢になるのです．

経過

　麻黄湯㉗を2回飲んだ後から，汗がじわっと出てきた．毛布にくるまって，汗が出ることを楽しんだ．熱は39℃以上になったが，それほど気分が悪くなかったので，カロナール®は内服しなかったと．そしてもう1包麻黄湯㉗を飲んで，翌日からは8時間毎に内服．2日で軽快．

Case 14

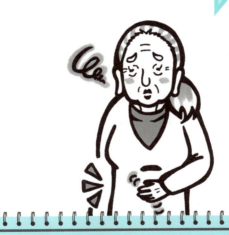

以前から便秘なのよ．市販の便秘薬を使っていたのだけれど排便時におなかが痛くなるの．
　そして最近は効かなくなったのか，服用量が増えちゃってね．便は硬くて，ウサギやヤギのうんちみたいなのよ．

▶問診票からのキーワード
76歳，女性，通2ヵ所，薬コーラック®

▶第1印象
中肉中背，年齢相応，普通の人

▶ Case 14

おすすめファーストチョイス

麻子仁丸(ましにんがん)126

他のおすすめ処方

潤腸湯(じゅんちょうとう)51, 桂枝加芍薬大黄湯(けいしかしゃくやくだいおうとう)134

処方選択のキーワード

▶ 便秘

便秘に対する基本生薬は大黄．そして大黄の効果を強めるのは芒硝です．大黄があって芒硝がない下剤は麻子仁丸126, 潤腸湯51, 桂枝加芍薬大黄湯134で，大黄と芒硝を含む下剤は調胃承気湯74, 大承気湯133, そして桃核承気湯61. なぜか芒硝のみはありません．

経過

1包飲んで寝たら，確かに翌朝便が出ました．便の具合に合わせて飲んでいいと言われていたので，2包飲んでみたところちょっと便が出すぎました．今は毎日1包，そして出が悪いときは適当に追加して内服しています．

Case 15

> 健康診断でBMIが27と指摘されました．肥満が心配です．デスクワークで，定期的に運動する機会はなく，高血圧と脂質代謝異常とも言われています．
> ちょっと漢方薬を試したいのですが….

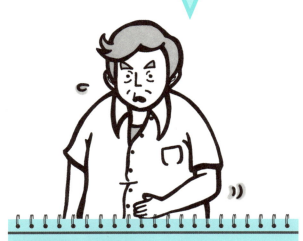

▶問診票からのキーワード
52歳，男性，几帳面な字

▶第1印象
管理職タイプ，がっちり

▶ Case 15

おすすめファーストチョイス

防風通聖散❻❷

他のおすすめ処方

大柴胡湯❽, 防已黄耆湯⓴

処方選択のキーワード
▶ **がっちりタイプの肥満**

　漢方薬だけで痩せようというのは虫がよすぎます．そんな漢方があれば，世の中から肥満はなくなります．しかし，炭水化物を減らす努力をして，なおかつ漢方を飲めばそこそこ有効．がっちりタイプには防風通聖散❻❷か大柴胡湯❽．水太りタイプには防已黄耆湯⓴．

経過

　漢方の内服後に確かに体重は減少しています．しかし，同時に炭水化物の制限もしっかりと行っているので，どちらが効いているかは不明です．でも便通もよくなるので，漢方は続行希望とのこと．

Case 16

> 歳をとるごとにだんだん膝が痛くなってきたわ．歩きにくくなったから，近くの整形外科に行ったら変形性膝関節症と言われ，時々膝の水を抜いてもらっているのよ．水を抜いてもまた溜まるから，何かいい漢方はないかしら？

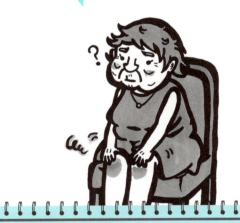

▶問診票からのキーワード
72歳，女性，154 cm，65 kg，通

▶第1印象
小肥り，色白，ゆっくり歩く

▶ Case 16

おすすめファーストチョイス

防已黄耆湯㉕

＋

越婢加朮湯㉘

他のおすすめ処方

八味地黄丸❼，疎経活血湯㊴

処方選択のキーワード
▶ 色白のご婦人の膝痛，変形性膝関節症

　防已黄耆湯㉕は膝痛には有名ですが，それだけで著効することはまれ．でも最初は防已黄耆湯㉕から投与．無効な時，効きがイマイチの時は越婢加朮湯㉘を加えます．ところが越婢加朮湯㉘は麻黄剤なのでドキドキ，ムカムカすることがあります．よって，注意しながら，心配なら越婢加朮湯㉘を少量から加えはじめましょう．

経過
　防已黄耆湯㉕だけでは著効感なし．そこで，越婢加朮湯㉘を半包で併用．痛みは相当楽になる．その後，1包の併用をトライ．幸い血圧があがることも，ドキドキ感も出現しなかった．痛みがひどいときは越婢加朮湯㉘を併用，調子がよいときは越婢加朮湯㉘なしで様子をみています．

Case 17

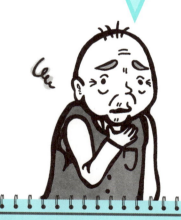

夜中に5回近くトイレに起きるから,寝た気がしなくて困っているんだよ.寒いとトイレの回数はもっと増えるように感じるね.泌尿器科でもらうオシッコの薬はのどが渇いて,かえって眠れないんだよ.何かいい漢方薬はないかね?

▶問診票からのキーワード
78歳,男性,記載が少ない

▶第1印象
結構元気でしっかりしている

Case 17

おすすめファーストチョイス

牛車腎気丸(ごしゃじんきがん) 107

他のおすすめ処方

八味地黄丸(はちみじおうがん) 7，清心蓮子飲(せいしんれんしいん) 111

処方選択のキーワード
▶ 初老期のもろもろの訴え

　ある程度歳を取るといろいろな訴えが生じます．ある意味老化ですが，老化として受け入れるにはどうもシャクだと思うことも多々あります．そんなときに昔の知恵も悪くありません．まず，牛車腎気丸107か八味地黄丸⑦を試せばいい．八味地黄丸⑦に牛膝と車前子を加えたものが牛車腎気丸107．どちらもあまり差はないと思っています．

経過

　1ヵ月内服して，一旦トイレの回数が増加した．「でも先生を信じて飲んだよ．そうしたら，夜中のトイレの回数が3回になり，今は2回のときもあるね」適当に飲んでもいいと伝えるが，きちんと飲んでいるそう．

Case 18

突然,夜中に足がつって痛くて困るよ.寝る前にストレッチをしてもあまり変化がなくてよぉ.日常生活で確かに運動不足だなと思って,少し歩く機会を増やしたけれど,足がつるのはあまりかわらねぇんだよな.

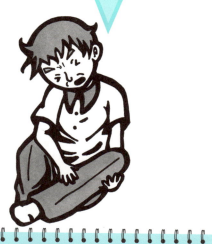

▶問診票からのキーワード
58歳,男性,通,薬クレストール®,レザルタス®配合錠HD

▶第1印象
中肉中背,年齢相応,普通の人

▶ Case 18

おすすめファーストチョイス

芍薬甘草湯㊈68

他のおすすめ処方

八味地黄丸 ❼, 牛車腎気丸 ⓵⓪⓻

処方選択のキーワード

▶ **こむら返り**

　こむら返りの特効薬となりうるのが芍薬甘草湯⑱68. 芍薬甘草湯⑱68が芍薬と甘草の2種類の生薬からできているから調子に乗って使い続けると効かなくなります. 構成生薬が少ないものは耐性ができるから頓服的に使用します. ある程度, 足のつりがよくなれば, 八味地黄丸❼の内服に変更して, 足がつったときだけ芍薬甘草湯⑱68を頓服でプラス.

経過

　ほぼ毎日足がつっていたが, 芍薬甘草湯⑱68の眠前の内服で, 足をつる頻度が週に1回に激減. 八味地黄丸❼に変更し, それでも足がつりそうなときや, 実際に足がつったときに芍薬甘草湯⑱68を適当に内服しています.

Case 19

> 日常生活で冷えが不快で仕方がないんです.夏でも冷たいことがあります.冬は当然ですが悪化します.子どもの頃からよくしもやけができました.水仕事は本当につらいです.

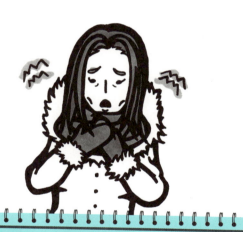

▶問診票からのキーワード
30歳,女性,163cm,48kg

▶第1印象
華奢,指細い,顔小さい

▶ Case 19

おすすめファーストチョイス

当帰四逆加呉茱萸生姜湯 ㉘

他のおすすめ処方

当帰芍薬散 ㉓，桂枝茯苓丸 ㉕，
加味逍遙散 ㉔

処方選択のキーワード
▶ しもやけ

しもやけと言われれば当帰四逆加呉茱萸生姜湯㊳．冷えには他にも当帰芍薬散㉓，桂枝茯苓丸㉕，加味逍遙散㉔なども有効ですが，しもやけにはこれ！ 温めることを目的にすれば附子を加えることも可能ですね．

経過

内服して手足の冷え感は大分改善しました．冬にいつもしもやけができていましたが，1 年間飲んでみて，今年はできずにすみましたと．「漢方のお陰だと思っています．今後も続行したいです」

Case 20

以前から頭痛があるのですが，ここ数ヵ月は激しいのです．頭痛の専門医からは片頭痛と言われ，お薬をもらっていますが，結構高価で…．
発作のときは効きますが，なんとか発作の頻度を少なくする漢方はありませんか？

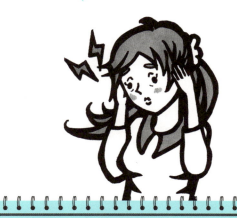

▶問診票からのキーワード
31歳，女性，通，薬アマージ®

▶第1印象
中肉中背，少しピリピリしている

▶ Case 20

おすすめファーストチョイス

呉茱萸湯㉛

他のおすすめ処方

当帰四逆加呉茱萸生姜湯㊳,五苓散⑰

処方選択のキーワード

▶ 片頭痛

　片頭痛という訴えで呉茱萸湯㉛を処方してまず問題ありません．呉茱萸湯㉛は発作時にも有効なことがありますが，やはりトリプタン製剤が最優先．漢方は補完医療として併用することが安全で確実ですよ．

経過

　食前3回と眠前にも内服した．それでも片頭痛が起こりそうなときには追加で飲んだ．すると発作の回数が3ヵ月後には5分の1以下になった．トリプタン製剤の使用回数が毎月1錠ぐらいになってお財布的にもとても楽と．

Case 21

1週間ほど前から,頬にニキビが沢山できはじめて,赤みが強くて気になります.
漢方でなんとかなりませんか？

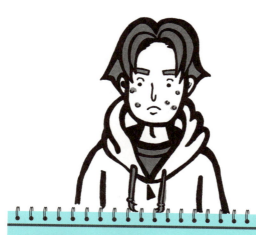

▶問診票からのキーワード
18歳,男性,通,薬デュフェリン®ゲル

▶第1印象
元気,顔にニキビが沢山,好青年

▶ Case 21

おすすめファーストチョイス

清上防風湯 58

他のおすすめ処方

十味敗毒湯 6, 当帰芍薬散 23,
桂枝茯苓丸加薏苡仁 125

処方選択のキーワード

▶ **赤いニキビ**

赤いニキビには清上防風湯58, 青いニキビには桂枝茯苓丸加薏苡仁125, 白いニキビには当帰芍薬散23などと言われます. いろいろ試してみて, 自分に効くものを見つければいいので, 気楽に使用してみましょう.

経過

内服してから約3ヵ月でニキビはきれいになりました. 皮膚科の塗り薬は変更していないので漢方が効いたのだと思います. もうしばらく飲みたいですとのこと. その後は適当に飲むようにお話して終了.

Case 22

> ニキビの治療を皮膚科でしてもらったのだけど,肝斑が残ったのよ.早く色素沈着が消えるような漢方薬はないかしら?

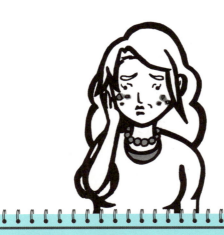

▶問診票からのキーワード
39歳,女性,通

▶第1印象
中肉中背,頬にニキビの跡

▶ Case 22

おすすめファーストチョイス

桂枝茯苓丸加薏苡仁(125)

他のおすすめ処方

十味敗毒湯⑥，清上防風湯(58)，
当帰芍薬散㉓

処方選択のキーワード

▶ 長引くニキビ

薏苡仁は「はとむぎ」のことで，昔から単独で皮膚疾患に使用されています．桂枝茯苓丸㉕に薏苡仁を加えたものが桂枝茯苓丸加薏苡仁(125)で，色素沈着の他，慢性の湿疹をはじめ，急性期のニキビ，長引くニキビなどにも有効です．皮膚疾患一般に使用できる十味敗毒湯⑥も有効なことがあります．清上防風湯(58)は青春の象徴のようなニキビに著効ですが，いろいろな顔面の皮膚疾患にも有効なことがあります．

経過　内服して6ヵ月で色素沈着は薄くなったとのこと．でもよく見ればまだある．本人はこれで満足とのこと．

Case 23

> 胃がつかえるし,胸焼けがして,おなかも痛い….最近仕事が忙しくて,ストレスを感じています.イライラして,下腹部も冷えて,下痢気味です.どうにかしてください!

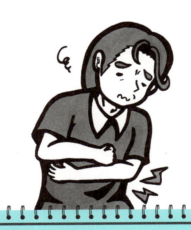

▶問診票からのキーワード
41歳,男性,168cm,75kg

▶第1印象
ちょっとがっちり,イライラしている

▶ Case 23

おすすめファーストチョイス

半夏瀉心湯⑭

他のおすすめ処方

安中散⑤, 人参湯㉜, 黄連解毒湯⑮

処方選択のキーワード

▶ 胸焼け

　まず，胸焼けと言われれば半夏瀉心湯⑭です．半夏瀉心湯⑭は胃薬の王様のイメージ．安中散⑤は痛みを伴うときには好まれます．人参湯㉜は虚弱な人用の胃薬といった感じです．黄連解毒湯⑮は好き嫌いが分かれます．「あの苦味が最高」と言う人には著効する頻度が高いです．一方で苦くてまずい薬という人には基本的に効きません．漢方は「良薬口に苦し」ではありません．半夏瀉心湯⑭や人参湯㉜は下痢にも著効します．

経過

　毎食前に3回，そして調子が悪いときはさらに追加で1包内服しています．以前より相当楽．肩凝りも楽になりました．下痢も治りましたとのこと．

Case 24

閉経後からずっとのぼせたり，ほてり感があったのよね．もう閉経して10年近くになるのだけれど，最近イライラ感も増して，それに便秘気味なのよ．何かいい漢方薬はないかしら？

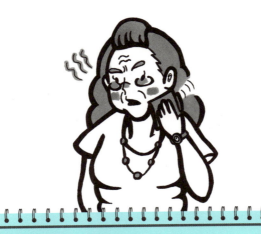

▶問診票からのキーワード
61歳，女性，会社役員，週2日程度便が出ない

▶第1印象
年齢の割にはがっちり，ハツラツ

▶ Case 24

おすすめファーストチョイス

桃核承気湯(61)

他のおすすめ処方

通導散(105)，大承気湯(133)，桂枝茯苓丸㉕

処方選択のキーワード

▶ 更年期障害＋便秘

女性の頻用漢方薬は加味逍遙散㉔，当帰芍薬散㉓，桂枝茯苓丸㉕ですが，「便秘」というキーワードが加わると桃核承気湯(61)の出番です．また便秘を治すだけでもイライラがおさまることがあります．便秘を治したいときは大承気湯(133)でもオーケー！

経過

眠前１包の内服でもまだ残便感があるので，２包，その後３包と増量．今は毎食前に欠かさず内服していますが，便通が整い，イライラも軽減して，最高と．

Case 25

なんとなく数年前から頭痛持ちになりました．高血圧の薬を飲んでいます．少々頑固な性格で，ちょっとしたことで腹が立ちます．

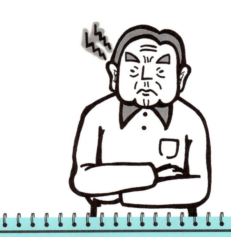

▶問診票からのキーワード
57歳，男性，㊩アムロジン®

▶第1印象
神経質タイプだが筋肉質

▶ Case 25

おすすめファーストチョイス

釣藤散㊻

他のおすすめ処方

呉茱萸湯㉛,　五苓散⑰,　黄連解毒湯⑮

処方選択のキーワード
▶ 初老期の頭痛,高血圧

初老期以降で,高血圧などがあり,頭痛を訴えるときに著効します.「頭痛」というキーワードからは呉茱萸湯㉛ですが,循環器系の訴えが伴うと釣藤散㊻がファーストチョイスになります.五苓散⑰はそれらが無効なときのオプションです.

経過

内服して1ヵ月は不変,その後3ヵ月で頭痛が少々楽に.6ヵ月で血圧の薬が減量になりました.そして1年後には頭痛はなくなりました.

Case 26

ずっと元気でしたが,急にめまいが起こりました.倒れることはありません.耳鼻科にも通いましたが,特別な心配はないと言われます.でも耳鼻科で処方されたお薬を飲んでもよくなりません.漢方で何かありませんか？

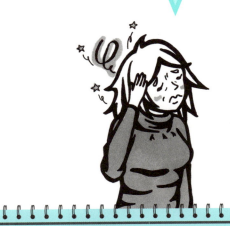

▶問診票からのキーワード
38歳,女性,独身,通,薬メリスロン®

▶第1印象
中肉中背,伏し目がち

▶ Case 26

おすすめファーストチョイス

苓桂朮甘湯㊴

他のおすすめ処方

真武湯㉚, 半夏白朮天麻湯㊲

処方選択のキーワード
▶ めまい

 ともかく「めまい」というキーワードで，耳鼻科的な処置がなければ，もしくは済んでいても効果がなければ，苓桂朮甘湯㊴です．なぜか効くことがあります．真武湯㉚は高齢者のめまいに効きます．半夏白朮天麻湯㊲は朝鮮人参を含んでいますので，疲れがあれば選択肢になります．

経過

 内服してすぐにめまいが軽減し，7日でとっても楽になりました．念のためしばらく続行を希望．6ヵ月間，毎食前に1包内服．その後は適当に内服を続けています．

Case 27

4月に新年度となって,若い社員が入ってきました.中間管理職としてストレスを感じます.どうもイライラして….実は円形脱毛症もあります.ちょっと血圧もあがったみたいで,健診で引っかかりました.何かお薬ありませんか?

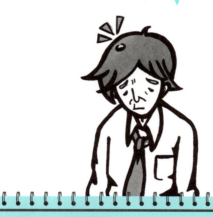

▶問診票からのキーワード
43歳,男性,㊁妻と子2人

▶第1印象
中間管理職タイプ,中肉中背,まじめ

Case 27

おすすめファーストチョイス

柴胡加竜骨牡蛎湯⑫

他のおすすめ処方

桂枝加竜骨牡蛎湯㉖, 加味逍遙散㉔

処方選択のキーワード
▶ ストレス+円形脱毛症

柴胡加竜骨牡蛎湯⑫は不思議な薬で, 幅広く使用できます. ツムラのエキス剤には大黄がないので, 虚弱な人にも実は使用可能です. 朝鮮人参も入っています. 本当に虚弱であれば桂枝加竜骨牡蛎湯㉖が選択肢に挙がります.

経過

内服を始めて1ヵ月で, イライラの頻度は半分に. 3ヵ月で血圧の薬が減量され, そして6ヵ月で円形脱毛症はほぼわからなくなりました.「あの薬, いろいろと効くんですね」

Case 28

> 数日前から膀胱炎です．昔，膀胱炎で病院に行ったときと同じ症状です．抗生物質をもらってよくなったのですが，そのお薬を飲むと皮膚にボツボツができました．できれば抗生物質ではなくて漢方を試してみたいです．
>
> 実は私，風俗で働いているのですが…．

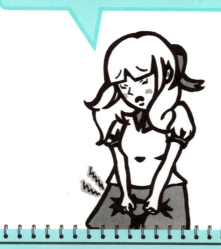

▶問診票からのキーワード
21歳，女性，大学生

▶第1印象
中肉中背，化粧が濃い

▶ Case 28

おすすめファーストチョイス

猪苓湯㊵

他のおすすめ処方

猪苓湯合四物湯⑪⑫, 五淋散㊺

処方選択のキーワード

▶ 膀胱炎

膀胱炎は適切な日常生活の指導と抗生物質でいいと思っています.まれに抗生物質を飲みたくないので漢方を希望する患者さんがいます.そんなときは水を多めに飲んでもらって,腹巻きをさせて,猪苓湯㊵を内服してもらうと治ります.

経過

「漢方を食前に内服して,そして水をたくさん飲んで,抗生物質なしでも治りました.治りましたが,しばらく予防に飲んでもいいですか?」「もちろんいいですよ」ということで内服を続行中です.

Case 29

> 時々便秘になるわ．いつも便秘ではないのだけれど．漢方薬で，頓服的に飲む便秘の薬があったら嬉しいわ．

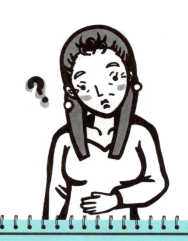

▶問診票からのキーワード
43歳，女性，㊁夫と子1人，㊗プルゼニド®,カマ

▶第1印象
中肉中背，普通の主婦のような感じ

▶ Case 29

おすすめファーストチョイス

大黄甘草湯 84

他のおすすめ処方

麻子仁丸 126, 潤腸湯 51,
桂枝加芍薬大黄湯 134

処方選択のキーワード
▶ 頓服の便秘薬

　大黄甘草湯84は大黄と甘草からなる漢方薬です．構成生薬が2つですので，漫然と飲み続けると効かなくなります．頓服的に使用するのが最良です．毎日飲むのであれば，麻子仁丸126や潤腸湯51など，構成生薬数が多い，そして大黄を含む漢方薬を選びましょう．

経過

　便が出ないときに適当に内服するように指示し，くれぐれも毎日，毎日続けて飲まないようにお願いしたところ，便秘っぽくなるときに適当に1〜2包を内服して快調になりました．

Case 30

のどがチクチクして,風邪かしらね? 37℃は超えないけれど,ちょっと熱っぽいような感じもするし,寒気でゾクゾクするんだよ.

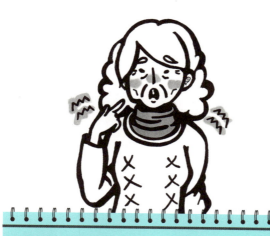

▶問診票からのキーワード
71歳,女性,158cm,43kg,🏠夫のみ

▶第1印象
華奢だが元気,しっかりしている

▶ Case 30

おすすめファーストチョイス

麻黄附子細辛湯(127)

他のおすすめ処方

香蘇散(70)，桂枝湯㊺，葛根湯①

処方選択のキーワード

▶ のどチクの風邪

「のどチク」の風邪には麻黄附子細辛湯(127)です．また風邪の初期で，華奢だが元気そうな人にも麻黄附子細辛湯(127)です．ひ弱で本当に華奢な人は，麻黄でドキドキ，ムカムカしてしまいますので，麻黄を含まない香蘇散(70)や桂枝湯㊺で対応します．

経過

内服してすぐに汗ばんだ．「3 回飲んで，次の日には喉の痛みはなくなったから，3 日でやめちゃったよ．こんなに漢方って効くんだね」

Case 31

> 風邪が長引いて，咳が止まりません．近くの病院で薬をもらいなんとかつらい時期は過ぎました．熱もありましたが平熱に戻りました．疲労感も大分回復しました．ただ咳だけが残ります．コンコンする感じです．

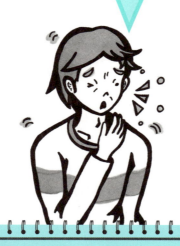

▶問診票からのキーワード
38歳，男性，⓪，㊩メジコン®

▶第1印象
中肉中背，ちょっと疲れているかな

▶ Case 31

おすすめファーストチョイス

麻杏甘石湯㊺

他のおすすめ処方

麦門冬湯㉙，苓甘姜味辛夏仁湯⑲

処方選択のキーワード
▶ コンコンという咳

　漢方版の咳止め，そんなイメージが麻杏甘石湯㊺です．ただただ咳が止まらないといった感じ．麦門冬湯㉙は痰が貼り付いて咳が続くパターンで，麻杏甘石湯㊺はただただ咳が出まくるパターンです．喘息にも昔は頻用しました．咳が止まらないとき麻杏甘石湯㊺に小柴胡湯⑨の併用もベストマッチ！

経過

　内服後に咳はほぼ出なくなる．でも時々は咳き込む．「咳を完全に止めてはダメということなので，時々の咳はよしとして，7日で内服を忘れてしまいました」終了．

Case 32

2週間近く前に風邪を引きました．38℃近い熱が出て，咳があり，のどが痛くなりました．とりあえず薬局の薬を買って，数日会社を休み，なんとか復帰しました．その後，高熱は出ないのですが，なんとなく熱っぽい日が続きます．風邪が抜けきらない感じなのです．

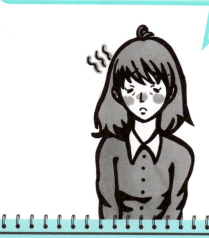

▶問診票からのキーワード
34歳，女性，162 cm，53 kg

▶第1印象
中肉中背，会社員風の身だしなみ

▶ Case 32

おすすめファーストチョイス

小柴胡湯 ⑨

他のおすすめ処方

神秘湯 ㊄, 補中益気湯 ㊶, 参蘇飲 ㊅

処方選択のキーワード

▶ 長引く

漢方的には長引く状態には柴胡を含んだ漢方薬を使用します．その代表が小柴胡湯⑨です．中でも長引く風邪には最適です．華奢な人には補中益気湯㊶も効果的です．参蘇飲㊅も華奢な人向きです．神秘湯㊄は柴胡の他，麻黄も入っていますので，華奢な人には向きません．

経過

内服を始めて2週間で風邪がすっかり抜けた感じ．風邪を引きにくくなるのなら続行したいと申し出あり．もちろん，ずっと飲み続けていいですよ．

Case 33

> 普段から胃腸は丈夫ではないのですが,昨日暴飲暴食をしてしまい,胃が痛いのです.ムカムカして,胸焼けもしますが,胃がキューと痛いのです.

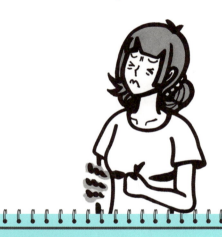

▶問診票からのキーワード
31歳,女性,㊂夫のみ

▶第1印象
やや華奢,でも元気そう

▶ Case 33

おすすめファーストチョイス

安中散 ⑤

他のおすすめ処方

半夏瀉心湯 ⑭, 人参湯 ㉜, 芍薬甘草湯 ㊈

処方選択のキーワード

▶ 胃痛

痛みを伴うときの胃薬は安中散⑤です．痛みがなければ半夏瀉心湯⑭になります．相当虚弱であれば人参湯㉜です．また胃けいれんのように胃が痛むときは芍薬甘草湯㊈が著効します．

経過

内服してすぐに効果を実感しました．その後は適当に痛いときに内服しています．実は胃痛だけではなく，生理痛にも効きますよ．この薬．

Case 34

子どもの頃からアトピーです．皮膚科に通っていますが，良くなりません．調子が悪い時は，痒くて本当に困ります．赤みをもって，ほてります．

ともかくこの痒みをなんとかしてください！

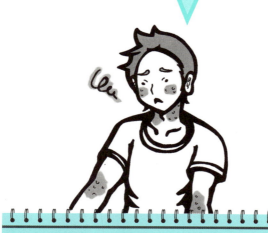

▶問診票からのキーワード
19歳，男性，一人暮らし，通3ヵ所

▶第1印象
筋肉質，顔や身体にアトピー

▶ Case 34

おすすめファーストチョイス

黄連解毒湯⑮

他のおすすめ処方

白虎加人参湯㉞，温清飲(57)

処方選択のキーワード

▶ ともかく痒い

アトピーの痒みがつらいときにはまず黄連解毒湯⑮になります．黄連解毒湯⑮に四物湯(71)を加えたものが温清飲(57)ですが，こちらはアトピーを徐々に治すイメージです．四物湯(71)がない方が，痒みにはより強力に有効です．構成生薬の少ない方が切れ味がいいということです．体を冷やすイメージが黄連解毒湯⑮ですが，同じく冷やすイメージの生薬，石膏を含んでいる白虎加人参湯㉞も選択肢になります．

経過　「先生に言われたほどはまずくないですよ」飲み始めてすぐに楽になる．2ヵ月続行．その後温清飲(57)に変更し，皮膚のアトピー症状も1年後にはほぼなくなりました．

Case 35

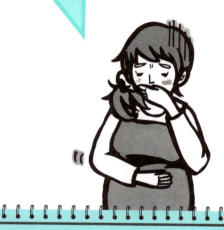

　妊娠中です．最近つわりがひどくて，匂いでも吐き気が生じます．いつもいつも吐き気があるか吐いていて，食事も満足にできません．いつもだるいです．
　産科医からは入院を勧められていますが，なんとかなりませんか？漢方を試したいのですが…．

▶問診票からのキーワード
29歳，女性，妊娠中，妊娠6ヵ月，通

▶第1印象
中肉中背，なんとなく妊娠していることがわかる

▶ Case 35

おすすめファーストチョイス

小半夏加茯苓湯㉑

他のおすすめ処方

人参湯㉜

処方選択のキーワード

▶ つわり

　つわりといえば小半夏加茯苓湯㉑です．点滴で禁飲食などという治療法がない時代は，食べられなければ，そして飲めなければ，母体が危険でした．そんな時代の精一杯の知恵が小半夏加茯苓湯㉑です．これは冷やして飲みます．吐いても，吐いてもちょびちょび飲むと，少量は吸収されて効果を発揮するそうです．しかし，現代は点滴ができますので，ある程度トライして無効なら諦めましょう．一方で人参湯㉜は温めて飲みます．

経過

　冷やして内服して楽になり，なんとか入院せずに乗り切れました．漢方が効いたのか，本人の気合いかは不明です．

Case 36

> 先生,マラソンが趣味なのですが,アキレス腱が痛くて走れません! 西洋薬は無効でした.
> なんとか明日の 20 km マラソンは完走したいです!

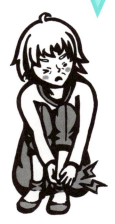

▶問診票からのキーワード
39歳,女性,156 cm,48 kg,看護師,㊁夫のみ

▶第 1 印象
元気なスポーツウーマン

Case 36

おすすめファーストチョイス

越婢加朮湯㉘

他のおすすめ処方

桂枝加朮附湯⑱,　葛根湯①

処方選択のキーワード

▶ 痛み

越婢加朮湯㉘は麻黄を最大量含んでいる漢方薬です．「麻」という字がないので，ある意味要注意です．アスピリンのような解熱鎮痛薬がない時代は麻黄や附子で痛みに対応していました．ですから麻黄を最大量含む越婢加朮湯㉘が痛み止めの効果を持ちます．越婢加朮湯㉘はエフェドリン製剤なので，ドーピング検査では陽性となり，要注意です．トップアスリートには禁忌の薬剤です．

経過

マラソンの前日から内服，そしてスタート前も内服．念のためレース中の内服分を用意するが，それを飲まずに完走できたと．ドーピング検査はなし．

Case 37

> この子が朝礼で倒れるんです．いつも元気がなくて，声が小さくて，子どもの割には冷えているように思えます．いわゆる低血圧っぽいのです．

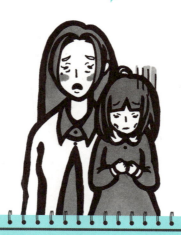

▶問診票からのキーワード
13歳，女児，親が沢山記入，好き嫌いあり

▶第1印象
華奢で元気がない，子どものパワーを感じない

Case 37

おすすめファーストチョイス

半夏白朮天麻湯㊲

他のおすすめ処方

小建中湯㊉㊈, 五苓散⑰, 苓桂朮甘湯㊴

処方選択のキーワード

▶ 起立性調節障害

子どものめまいもどき，いわゆる起立性調節障害には半夏白朮天麻湯㊲がいいと思います．朝鮮人参を含む薬にて気長に処方します．子どもに気長に処方するという点では小建中湯㊉㊈も同じです．大人のめまいは苓桂朮甘湯㊴，子どものめまいは五苓散⑰も著効します．こちらはもう少し早く効きます．

経過

1ヵ月の内服では効果不明，3ヵ月で少々いいかなという感じでしたが1年後には確かに元気になりました．その後2年は飲んで，益々元気に．そして終了．

Case 38

> 普段からおなかが冷たくて…. よく下痢をするねぇ. 胃も腸も弱い感じで, 冷たいものは苦手だね. 口の中に唾が溜まりやすいのも気になるね. 少しでも元気になりたいのだけど.

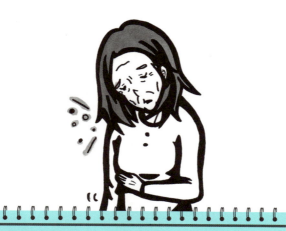

▶問診票からのキーワード
68歳, 女性, 既50歳で大腸癌, 61歳で乳癌

▶第1印象
華奢, 元気がない

▶ Case 38

おすすめファーストチョイス

人参湯(にんじんとう)㉜

他のおすすめ処方

安中散(あんちゅうさん)⑤，半夏瀉心湯(はんげしゃしんとう)⑭

処方選択のキーワード

▶ 唾が溜まる

華奢な人向きの胃薬は人参湯(にんじんとう)㉜です．また華奢な人の下痢にも人参湯(にんじんとう)㉜が効きます．半夏瀉心湯(はんげしゃしんとう)⑭が，元気な人の胃症状にも下痢にも効くのとある意味似ています．唾が溜まるというのは人参湯(にんじんとう)㉜を処方するヒントです．

経過

1ヵ月後にはあの嫌な唾が出なくなったと．3ヵ月で胃腸が強くなり，下痢も大分よくなりました．1年内服して，確かに効いているから今後も続けたいと，今も内服続行中．

Case 39

なんとなく疲れるわ．食欲もないの．貧血気味と健診で言われたわね．それに肌がカサカサして化粧ののりがよくないように感じるわ．

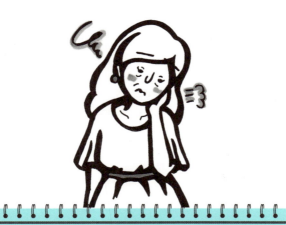

▶問診票からのキーワード
43歳，女性，会社員

▶第1印象
中肉中背，肌がカサカサ，動作ゆっくり，色白

▶ Case 39

おすすめファーストチョイス

十全大補湯㊽

他のおすすめ処方

補中益気湯㊶,四物湯㋼

処方選択のキーワード

▶ 疲れと貧血

「疲れ」というキーワードからは朝鮮人参と黄耆を含む漢方薬（参耆剤）が候補に挙がります．10個あります．その中の東の横綱は補中益気湯㊶で，西の横綱が十全大補湯㊽です．貧血様症状には四物湯㋼を漢方では使用しますが，十全大補湯㊽は四物湯㋼をまるごと含んでいます．

経過

1ヵ月で皮膚に潤いが出たように思えると，3ヵ月で疲れが以前よりは楽になった．1年飲んで，その後は適当に内服．

Case 40

> 風邪を引いたみたいなんです．妊娠7ヵ月です．西洋薬は飲みたくありません．妊娠前に葛根湯①がよく効いていました．まだ熱はありません．汗っぽくもないのです．なんとなく風邪を引いたみたいなだけなんですけど….

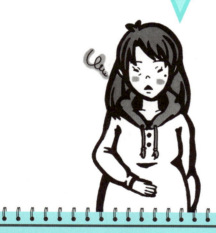

▶問診票からのキーワード
28歳，女性，妊娠7ヵ月

▶第1印象
中肉中背，妊婦らしい

▶ Case 40

おすすめファーストチョイス

桂枝湯⑮

他のおすすめ処方

香蘇散⑦⓪

処方選択のキーワード

▶ 妊娠時の風邪

　まず添付文書上は，妊娠中に内服して安全とされている漢方薬はありません．妊婦の方の風邪には桂枝湯⑮を使っています．5つの構成生薬はどれも食事の延長みたいなもので安全と思っています．妊娠前は葛根湯①がよく効いても，妊娠時は麻黄を含まない桂枝湯⑮，または香蘇散⑦⓪を使っています．

経過

　内服してすぐに効果を実感．毎食前の内服を3日で終了．葛根湯①のような切れ味は感じないが，悪くはなかったと．不快な作用もなし．

Case 41

　西洋薬の便秘薬ではおなかが痛くなるのよ．便は硬いし，お肌も乾燥していて，体の水分が足りていないのかも….

　おなかが痛くならずに便秘に効くお薬はないかしら？

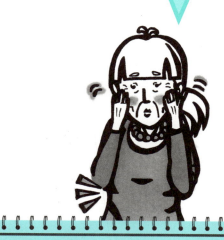

▶問診票からのキーワード
74歳，女性，㊙，㊗プルゼニド®

▶第1印象
華奢，肌カサカサ，元気，のんびりタイプ

▶ Case 41

おすすめファーストチョイス

潤腸湯(51)

他のおすすめ処方

加味逍遙散㉔，大建中湯(100)，麻子仁丸(126)

処方選択のキーワード

▶ ともかく便秘に

便秘を改善する生薬である大黄を含む漢方薬で，一番優しく，おなかが痛くならないものは潤腸湯(51)です．これを少量から試しましょう．それでもおなかが痛くなるときは，柴胡を含む加味逍遙散㉔で快便になることもあります．また大建中湯(100)で便通が整うこともあります．

経過

1包で便通が整う．1ヵ月飲んでその後は内服を止めましたが，その後も便秘になりません．「不思議ねぇ．」

Case 42

アトピー性皮膚炎と言われています．最近は落ち着いていますが，でも誰が見てもアトピーとわかるので，なんとか少しでもよくならないでしょうか？ 冬に悪化します．

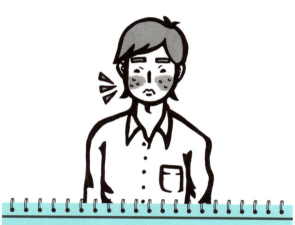

▶問診票からのキーワード
26歳，男性，週3ヵ所

▶第1印象
中肉中背，顔もアトピーとわかる

▶ Case 42

おすすめファーストチョイス

温清飲(57)

他のおすすめ処方

十味敗毒湯⑥，消風散㉒，荊芥連翹湯㊿

処方選択のキーワード

▶ 冬に悪化する皮膚病変

「慢性の皮膚病変」というキーワードから処方するのであれば十味敗毒湯⑥です．慢性の皮膚病変に「冬に悪化する」という文言が加わると温清飲(57)がファーストチョイスになり，「夏に悪化する」となると消風散㉒がファーストチョイスになります．いろいろ試しても改善しないときは気長に荊芥連翹湯㊿を使用します．

経過

1年内服してウソのように軽快．「漢方にはあまり期待していませんでしたが，こんなに効果があるのですね」そういう人もいますよ．

Case 43

> お医者さんから過敏性腸症候群と言われています．薬を飲んでもやっぱり排便が心配で最近は電車に乗れません．特急電車はトイレがあるのでいいのですが…．

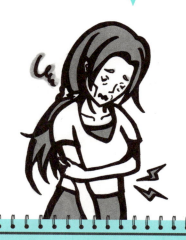

▶問診票からのキーワード
47歳，女性，通，薬イリボー®，ロペミン®

▶第1印象
華奢，細々としている，見るからに神経質

▶ Case 43

おすすめファーストチョイス

桂枝加芍薬湯㊿

他のおすすめ処方

桂枝加芍薬大黄湯⑭, 柴胡桂枝湯⑩, 柴胡桂枝乾姜湯⑪

処方選択のキーワード

▶ 過敏性腸症候群

　過敏性腸症候群の漢方薬は桂枝加芍薬湯㊿で決まりです．もちろん西洋薬の併用はオーケーです．便秘傾向であれば，桂枝加芍薬大黄湯⑭です．また，原因不明の腹痛には柴胡桂枝湯⑩も著効することがあります．冷えがあれば柴胡桂枝乾姜湯⑪も選択肢になりますよ．

経過

　内服1ヵ月では効果不明．6ヵ月後には少々行動範囲が広がりましたと．1年後には大分よくなりました．でもまだまだいろいろと気になる．しっかりと内服続行中．

Case 44

> 風邪引いたみたいでさ，熱があるような…．平熱は36°Cないのだけれど，今は37°C近くあってね．のども痛いし．鼻水もちょっと出るね．葛根湯①はドキドキして飲めないね．

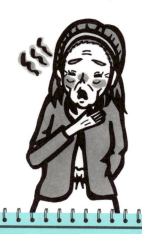

▶問診票からのキーワード
86歳，女性，🏠夫他界で一人暮らし

▶第1印象
華奢，厚着

▶ Case 44

おすすめファーストチョイス

香蘇散(70)

他のおすすめ処方

桂枝湯(45)，参蘇飲(66)

処方選択のキーワード

▶ 葛根湯①が飲めない

葛根湯①が飲めない人の多くは麻黄が飲めないのです．ドキドキ，ムカムカします．そんな人用の風邪薬は香蘇散(70)か桂枝湯(45)です．どちらも風邪の初期用で，長引いた状態には参蘇飲(66)を使用します．

経過

毎食前に内服してもドキドキ感はなし．そして高熱になることもなく，4日で無事に風邪をこじらせることなく終了しました．

Case 45

便秘で,以前から大黄甘草湯㊗️を使用して快便になっていたのだけど,最近は効かないわ.
頓服的に用いる漢方の下剤で効くものありませんか?

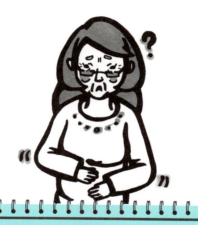

▶問診票からのキーワード
63歳,女性,記載が少ない

▶第1印象
中肉中背,おなかがやや肥満

▶ Case 45

おすすめファーストチョイス

調胃承気湯 ㊼

他のおすすめ処方

潤腸湯㉛,　麻子仁丸⑫⑥,　桃核承気湯㊿

処方選択のキーワード

▶ 頑固な便秘

承気湯とは大黄と芒硝を含む漢方薬です．大黄の効果が芒硝で断然に強まります．芒硝だけを含む漢方薬はないので，やはり大黄の補助的存在と考えるのが自然です．大黄と甘草からなる大黄甘草湯㊴に芒硝を加えたものが調胃承気湯㊼です．大黄甘草湯㊴が無効なときには使ってみたらいいですね．

経過

大黄甘草湯㊴に比べ，断然に有効と．適当に内服している．休日前などは2〜3包を飲んで，沢山出している．それで快調と．

Case 46

（紹介状によると）認知症周辺症状のため，抑肝散(54)を継続的に服用中．症状改善が得られている．しかしながら，数日前から胃もたれ，腹部膨満が発現したため，処方の変更を検討してもらいたい．

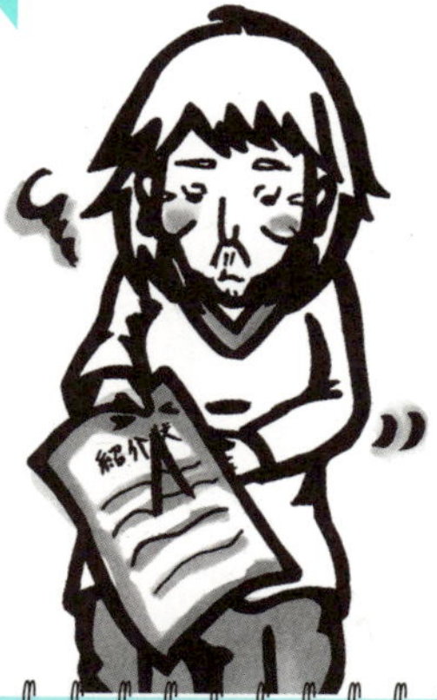

▶問診票からのキーワード
86歳，女性，(通)，(薬)アリセプト®

▶第1印象
本人はなんとか意思疎通が可能，華奢，一人で歩ける

▶ Case 46

おすすめファーストチョイス

抑肝散加陳皮半夏 83

他のおすすめ処方

四君子湯 75, 六君子湯 43

処方選択のキーワード
▶ 抑肝散 54 で胃腸障害

抑肝散 54 が効いていても胃腸障害で継続して飲めないときは，抑肝散加陳皮半夏 83 です．陳皮と半夏が加わると虚弱者向けになります．一方で四君子湯 75 に陳皮と半夏が加わるとちょっとがっちりタイプ向けになります．不思議ですね．

経過

今度の薬ではおなかの違和感はなく，1ヵ月続行できたとのこと．その後も続行しています．どこまで効いているのかは不明ですが，家族は満足しています．
六君子湯 43 などでまず胃腸を治すことも大切な戦略です．

Case 47

> 先生,透析中なんだけど,特に冬に,肌が痒くなるよ.カサカサに肌が乾燥するから保湿剤を使用しているけど,何かいい漢方薬ないかな?

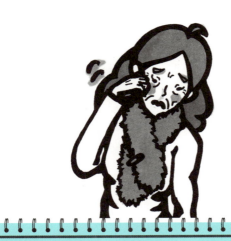

▶問診票からのキーワード
68歳,女性,透析中,薬多数

▶第1印象
華奢,肌カサカサ

▶ Case 47

おすすめファーストチョイス

当帰飲子(86)

他のおすすめ処方

温清飲(57)，黄連解毒湯⑮

処方選択のキーワード

▶ 透析中の皮膚搔痒症

透析中の皮膚の痒みには当帰飲子(86)です．でもこれは虚弱な人向け．透析中の人の多くは虚弱ですが，中にはがっちりタイプもいます．そんなときは温清飲(57)が有効です．

経過

内服して１ヵ月で透析中の搔痒感は相当軽快しました．とても楽なので，１年続行．今は調子がいいときは内服を忘れてしまうと．それでいいですよ．

Case 48

> （家族と一緒に来院.）高齢のため歩くのが困難で，普段は杖を持って外出しています．外出時，歩いているときに転倒してしまいました．顔をぶつけ，赤い腫脹ができました．

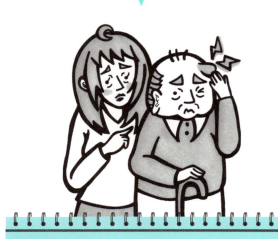

▶問診票からのキーワード
78歳，男性

▶第1印象
がっちり，太り気味

▶ Case 48

おすすめファーストチョイス

治打撲一方(89)

他のおすすめ処方

通導散(105)，桂枝茯苓丸㉕

処方選択のキーワード

▶ 打撲＋便秘

治打撲一方(89)は字の如く，打撲を治す漢方薬です．でも大黄が入っていますので，基本的に便秘傾向の人向け，またはがっちりタイプ用です．通導散(105)も大黄があり同じくがっちりタイプ用．便が軟らかくなって困る人は桂枝茯苓丸㉕が有効です．

経過

内服後に打撲による腫脹は経時的に軽快．漢方が効いたのか，自然経過かは不明だが，本人と家族は感激しています．

Case 49

数日前に風邪を引いちゃったんだよ．その後，熱は下がり症状は改善したけど，咳が残っているんだ．就寝時，布団に入ると咳がひどくなってね，なかなか寝つけないんだよ．
漢方薬でどうにかならないかな？

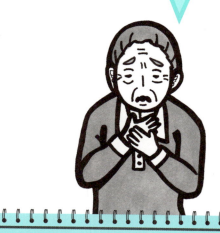

▶問診票からのキーワード
60歳，男性，会社員，通，薬アムロジン®，フェブリク®

▶第1印象
中肉中背，しっかりしている

Case 49

おすすめファーストチョイス

竹筎温胆湯 91

他のおすすめ処方

小柴胡湯 9, 補中益気湯 41, 滋陰降火湯 93, 滋陰至宝湯 92

処方選択のキーワード

▶ 風邪で眠れない

眠れないという訴えが風邪に続いたら竹筎温胆湯91の出番です．こじれた風邪だけであれば，小柴胡湯9や補中益気湯41も候補になります．

滋陰降火湯93は長引く咳や喉の乾燥などに使用できます．また，寝ると咳がひどくなるといった訴えにも有効です．滋陰降火湯93は柴胡は含まず地黄を含みます．一方で，竹筎温胆湯91，小柴胡湯9，補中益気湯41，滋陰至宝湯92は柴胡を含んでいます．

経過

飲んですぐに眠れるようになりました．7日間飲んで，諸症状がほぼなくなったので，飲まなくなりましたとのこと．

Case 50

> この子はいつも元気がありません．学校にも行きたがらないのです．食も細くて…．周りの子に比べてもまったく元気がなく，心配です．
> 元気になるような漢方はありますか？

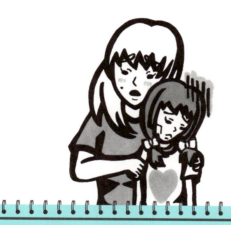

▶問診票からのキーワード
7歳，女児

▶第1印象
細い，ともかく元気がない女の子，母もイライラタイプ

▶ Case 50

おすすめファーストチョイス

小建中湯 ㉙

他のおすすめ処方

六君子湯 ㊸, 補中益気湯 ㊶

処方選択のキーワード

▶ 元気がない子ども

子どもには五苓散⑰と小建中湯㉙の2つで十分と言う漢方の名医もいます．僕はこれに麻黄湯㉗を加えています．小建中湯㉙は慢性的に虚弱な，または一時的に虚弱な時に著効すると体感しています．桂枝加芍薬湯㉖に飴を加えたものですよ．

経過

1ヵ月では不変．しかし，おいしく飲んでいると，6ヵ月で少々よくなり，1年後には大分よくなりました．そして3年後には見違えるように元気になりました．漢方のためか，成長過程の変化かは不明です．

Case 51

鼻の通りが悪くて,いつも口で息をしています.耳鼻科の先生には蓄膿症とか,副鼻腔炎とか言われていますが,内服薬ではよくなりません.夜も口を開けて寝ています.なんとかなりませんか？

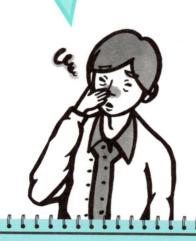

▶問診票からのキーワード
32歳,男性,蓄膿症,通

▶第1印象
口を開けて呼吸している,中肉中背

▶ Case 51

おすすめファーストチョイス

葛根湯加川芎辛夷(かっこんとうかせんきゅうしんい) ②

他のおすすめ処方

辛夷清肺湯(しんいせいはいとう) ⓘ₀₄, 葛根湯(かっこんとう) ①, 麻黄湯(まおうとう) ㉗

処方選択のキーワード
▶ 蓄膿症もどき

　漢方は昔の知恵にて現代風の確定診断は不要です．なんとなくそんな疾患に近い状態と理解すればオーケーです．患者さんが現代風の診断で蓄膿症とか，副鼻腔炎と確定していなくても，そんな状態に有効な漢方薬が昔から存在したということです．鼻に関係する漢方薬には生薬の辛夷が含まれています．葛根湯①は麻黄剤ですので，交感神経の刺激だけでも鼻の通りがよくなることもあります．

経過

　内服して7日で効果が実感できたと話す．「いびきがなくなったと家族に言われ，朝はすっきり起きられるようになりました．それに，頭がスッキリしました」

Case 52

昔から痔持ちなんだ．便秘の後に硬い便をするとイボ痔が悪化しちゃうんだよ．手術をすれば楽になると肛門科の先生には勧められているけど，その前に漢方を試してみたいと思って．

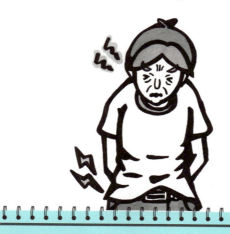

▶問診票からのキーワード
51歳，男性，やや便秘気味，通

▶第1印象
中肉中背，普通の人

▶ Case 52

おすすめファーストチョイス

乙字湯(おつじとう) ③

他のおすすめ処方

桂枝茯苓丸(けいしぶくりょうがん) ㉕, 通導散(つうどうさん) ⑩⑤

処方選択のキーワード

▶ 痔疾患＋便秘

　痔疾患のファーストチョイスは乙字湯③ですが，乙字湯③には大黄が含まれています．これで下痢になるようではかえって痔疾患が悪化します．そこで基本的には乙字湯③は便秘気味の人用です．もしも乙字湯③の内服で下痢するようであれば，桂枝茯苓丸㉕を使用します．漢方が合えば手術が不要となることもあります．

経過

　1ヵ月飲んで特段の副作用がないので，3年間内服続行．イボ痔は手術が必要なくなるほど縮小．スキンタッグはあるが，本人はこれでいいと．今も内服中．

Case 53

> 10年以上前から慢性の湿疹が体中,それに顔にも出てくるのよ.皮膚科では金属アレルギーと診断されたわ.塗り薬を長年使っているけど,あまりよくならないわね.

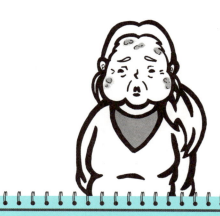

▶問診票からのキーワード
57歳,女性,いろいろと記載あり,通,薬メサデルム®

▶第1印象
小太り,厚化粧

▶ Case 53

おすすめファーストチョイス

十味敗毒湯⑥

他のおすすめ処方

温清飲㊼,　消風散㉒,　荊芥連翹湯㊿

処方選択のキーワード

▶ **慢性の皮膚疾患**

ともかく「慢性の皮膚疾患」で最初に候補に挙がるのが十味敗毒湯⑥です．まず，これを試してみてください．そしてその反応の具合で次の処方を考えても大丈夫です．便秘を改善することも必要です．4週間で少しでもよくなる傾向があれば，気長に処方を続けましょう．

温清飲㊼は乾燥で悪化する湿疹，消風散㉒はジクジクして悪化する湿疹，荊芥連翹湯㊿は気長に体質改善を目指して処方します．

経過

1ヵ月で絶対に効いていると本人が力説する．3ヵ月後には確かに湿疹が相当退縮，1年するとほぼ正常になりました．再発したくないと今も内服中．

Case 54

 最近，体力も気力も落ちて．腰が痛いし，オシッコも近いし，なんだか歳を取ったように感じてよぉ．整形外科では坐骨神経痛と言われているけど，特段の処置もなく，シップをもらっているよ．漢方薬何かあるかな？

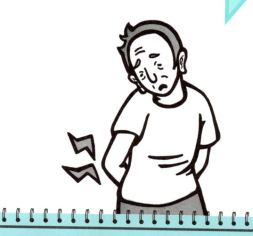

▶問診票からのキーワード
67歳，男性，164 cm，63 kg

▶第1印象
年齢相応，ちょっと初老を感じる

▶ Case 54

おすすめファーストチョイス

八味地黄丸 ⑦

他のおすすめ処方

牛車腎気丸 ⑩⑦, 疎経活血湯 ㊿③,
当帰四逆加呉茱萸生姜湯 ㊳

処方選択のキーワード
▶ 初老期のもろもろの訴え

　世の中の人が定年前後の年齢になると，なんとなく自分の年齢を感じてきます．昔からアンチエイジング的な発想は存在して，そんなもろもろの初老期の訴え全般を治すための漢方薬が八味地黄丸⑦です．これに牛膝と車前子を加えたものが牛車腎気丸⑩⑦．下肢のしびれや痛みだけであれば当帰四逆加呉茱萸生姜湯㊳，腰痛が主な訴えなら疎経活血湯㊼も効きます．

経過

　1ヵ月後に副作用はなし．効果は不明．6ヵ月後には確かにいいと本人が薬をほしがるようになりました．そうであれば効いているのだろうと僕は思っています．

Case 55

最近,疲れが昔のようにスカっと抜けません.肩凝りがあって,ちょっと不眠気味で,オシッコが近いです.それに太り気味で,抜け毛もあって,なんだか不調です.

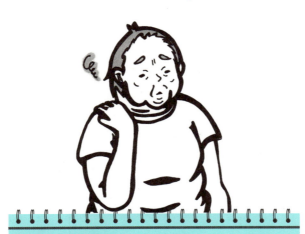

▶問診票からのキーワード
43歳,男性,いろいろと記載あり

▶第1印象
がっちりした肥満

Case 55

おすすめファーストチョイス

大柴胡湯⑧
＋
桂枝茯苓丸㉕

他のおすすめ処方

小柴胡湯⑨＋当帰芍薬散㉓

処方選択のキーワード

▶ がっちりタイプのもろもろの訴え

急性期ではない，なんとなく体のあちこちに不調がある，そして体格的にも結構がっちりしている人向けの処方が大柴胡湯⑧＋桂枝茯苓丸㉕の組み合わせです．どんな訴えにでも有効なことがあるのが魅力で，外来で処方に困ったときには重宝する選択肢です．

経過

1ヵ月後には肩凝りには効いていると．6ヵ月後には抜け毛も減ったと．頻尿も少々楽になる．体重は2年間で5kg減少．今も内服中です．

Case 56

おなかが痛いです．仕事を休むほどではないですが，違和感があります．婦人科や外科ではまったく問題ないと言われています．でも気持ち悪くて….もしも効く可能性がある漢方があれば試したいです．近くの開業医さんからいろいろな漢方も処方されましたが効きませんでした．

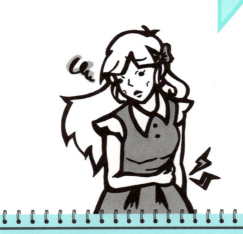

▶問診票からのキーワード
23歳，女性，いろいろ記載あり

▶第1印象
華奢，美人，モデルさんのよう

▶ Case 56

おすすめファーストチョイス

小柴胡湯 ⑨
＋
当帰芍薬散 ㉓

他のおすすめ処方

大柴胡湯 ⑧ ＋ 桂枝茯苓丸 ㉕

処方選択のキーワード
▶ 華奢なタイプの長引く訴え

　小柴胡湯⑨＋当帰芍薬散㉓は大柴胡湯⑧＋桂枝茯苓丸㉕の華奢なタイプ向けの処方です．漢方薬が思いつかないとき，また他ですでにいろいろと漢方薬が試されているときに使用します．同じコンビネーションで以前に処方されていても改めて試してみる価値はあります．4週間後に少々でも改善傾向にあれば気長に続行です．

経過

　1ヵ月で副作用はないが，痛みは不変．ところが3ヵ月内服すると確かに効いていると思う．1年後には相当楽になりました．「先生のお陰です」よかった．よかった．

Case 57

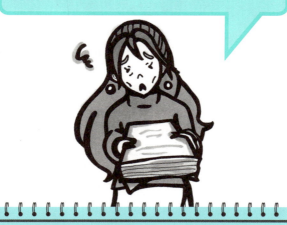

　複数の大学病院,心療内科,そして漢方の先生といろいろな先生にかかりましたが治りません.おなかが変で,時々胸苦しく,軽い頭痛もします.どう表現してよいかわかりませんが不調です.原因が知りたいのです.今までのデータすべて持ってきました.(今,これを全部見る時間到底ないな…)

▶問診票からのキーワード
33歳,女性,訴えが多い,通多数

▶第1印象
やせ,細かく何でも気になるタイプ,ボツボツ話す

▶ Case 57

おすすめファーストチョイス

柴胡桂枝湯⑩

他のおすすめ処方

小柴胡湯⑨＋当帰芍薬散㉓,
大柴胡湯⑧＋桂枝茯苓丸㉕

処方選択のキーワード
▶ ともかく困ったら時間稼ぎに

　沢山のデータを持参されて，まだまだ外来患者さんが沢山待っているときなどは，時間稼ぎの漢方薬がほしくなります．それを2週間でも出して，その間に持参してもらったデータをゆっくり見て，同僚にも相談したいと思います．何も内服薬を出さずに帰すのも，面白くありません．そんなときに柴胡桂枝湯⑩が重宝します．再診時に他の薬を勧めようと用意していると，「この前の漢方がちょっといいので，もう少し試したい」となることも結構あります．

経過

　1ヵ月後は不変．3ヵ月でほんのちょっといいかな．1年後には少々いい．訴えは減ってきた．今も続行中．

Case 58

> 冬になると調子が悪いのよ．イライラもするし！ 温まるとそこそこいいんだけどね．
> 心療内科からは薬をもらったけど，よくならないから止めちゃったよ！

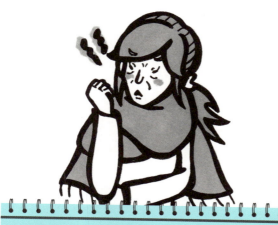

▶問診票からのキーワード
45歳，女性，通2ヵ所

▶第1印象
細い，声が小さい，小綺麗

▶ Case 58

おすすめファーストチョイス

柴胡桂枝乾姜湯⑪

他のおすすめ処方

柴胡桂枝湯⑩，小柴胡湯⑨，四逆散㉟，
柴胡加竜骨牡蛎湯⑫

処方選択のキーワード
▶ 冷えを訴える経過の長い訴えに

　柴胡を含む漢方薬はどれもこじれた状態に対応します．その代表が虚弱タイプからがっちりタイプに向けて，柴胡桂枝乾姜湯⑪，柴胡桂枝湯⑩，小柴胡湯⑨，四逆散㉟，柴胡加竜骨牡蛎湯⑫，大柴胡湯⑧となります．つまりもっとも華奢な人向けの柴胡剤という認識が柴胡桂枝乾姜湯⑪です．

経過

　1ヵ月後には体が温かいと，3ヵ月後にはよくわからないが効いていると，6ヵ月後には，これは私の体に合っていると思うと漢方ファンになりました．

Case 59

> 先生,なんだか気持ち悪いんです.毎晩,変な夢を見ます.怖い夢なので落ち着きません.こんな私に効く薬ください….

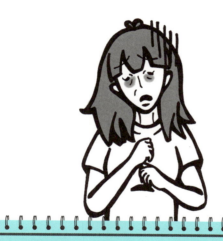

▶問診票からのキーワード
45歳,女性,165 cm,51 kg,㊁夫のみ

▶第1印象
ちょっと華奢,化粧が薄い

▶ Case 59

おすすめファーストチョイス

桂枝加竜骨牡蛎湯㉖

他のおすすめ処方

柴胡加竜骨牡蛎湯⑫, 黄連解毒湯⑮

処方選択のキーワード

▶ 悪夢

「悪夢」という訴えがあれば,まず桂枝加竜骨牡蛎湯㉖を試しています.夢を見なくなったと言う人もいましたし,楽しい夢に変わったと喜んだ人もいました.メカニズムは不明ですが,漢方らしい薬で大好きです.気を鎮める柴胡加竜骨牡蛎湯⑫や黄連解毒湯⑮が効くこともありますが,やはりファーストチョイスは桂枝加竜骨牡蛎湯㉖でしょ.

経過

飲み始めて7日で楽しい夢を見るようになりました.3ヵ月はしっかり飲んで,その後は適当に内服中.それで本人は満足とのこと.

Case 60

> 歯科口腔外科に舌痛症で通っているけど，まったくよくならないね．それで困っているんだよ．
>
> 昨年主人が亡くなって，ちょっとがっくりしているんだ．生きるのもつまらなくてね．

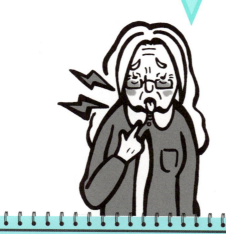

▶問診票からのキーワード
73歳，女性，通，薬，2年前に夫と死別

▶第1印象
小柄，一生懸命に元気にふるまっている感じ

▶ Case 60

おすすめファーストチョイス

真武湯㉚

他のおすすめ処方

加味逍遙散㉔，柴胡桂枝湯⑩，小柴胡湯⑨

処方選択のキーワード
▶ **お年寄りのもろもろの訴えに**

　葛根湯①は元気な人のもろもろの訴えに効くと言われる薬で，誰が来ても葛根湯①を処方する医者を藪医者の典型として「葛根湯医者」と揶揄しました．でも実は名医だったのです．真武湯㉚はお年寄りの葛根湯①と言われるぐらいに高齢者には万能薬です．困ったらトライしましょう！

経過

　1ヵ月では不変．でも体が「温かくなるから」と続行希望．3ヵ月でも不変．6ヵ月で舌痛症はちょっと楽．1年で相当楽になって，患者さんは喜んでいる．時間経過が解決したのかも知れない．

Case 61

> 1年前から下痢なんです．消化器内科でもお薬を頂いていますが，なかなかよくなりません．何かよい漢方薬はありませんか？

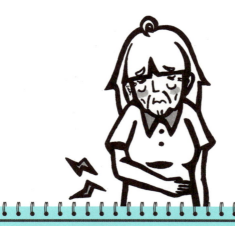

▶問診票からのキーワード
68歳，女性，㊥，㊛ロペミン®，タンナルビン

▶第1印象
細め，声が小さい，心配症

▶ Case 61

おすすめファーストチョイス

真武湯(しんぶとう)㉚

他のおすすめ処方

人参湯(にんじんとう)㉜，大建中湯(だいけんちゅうとう)⑩⓪

処方選択のキーワード

▶ 慢性の下痢

「慢性の下痢」といえば真武湯(しんぶとう)㉚になります．アツアツのお湯に溶かして，フーフー冷ましながら飲むことが大切です．それでも効かないときはあえて真武湯(しんぶとう)㉚の量を減らすと効くことがあります．それでも無効ならば，人参湯(にんじんとう)㉜や大建中湯(だいけんちゅうとう)⑩⓪を試します．

経過

アツアツの内服で，1ヵ月続けて，少々いい．6ヵ月内服してまあまあ．1年してやっぱりあれは効いていると思う．「闘病意欲が沸くのでこれからも欲しい」

Case 62

のどがとても痛いんだけど,何かない?
　耳鼻科では咽頭炎と言われて痛み止めと抗生物質をもらっているよ.漢方もほしいな.

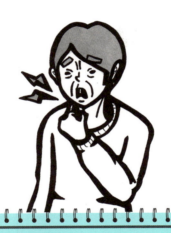

▶問診票からのキーワード
53歳,男性,通,薬耳鼻科の今回の処方薬のみ

▶第1印象
中肉中背,病み上がりのよう

Case 62

おすすめファーストチョイス

桔梗湯⑬⁸

他のおすすめ処方

小柴胡湯加桔梗石膏⑩⁹

処方選択のキーワード

▶ **のどの痛み**

桔梗湯⑬⁸には柴胡は含まれていません．桔梗湯⑬⁸は桔梗と甘草からなる単純な漢方薬．のどの痛みに頓服的に使用するイメージ．一方で小柴胡湯加桔梗石膏⑩⁹は小柴胡湯⑨に桔梗と石膏を加えたもの．柴胡剤の代表である小柴胡湯⑨は慢性疾患をぽつぽつ治すイメージです．

桔梗湯⑬⁸は飲み方を工夫した方が効きます．お湯に溶かして，そして室温で冷やした後に冷蔵庫に入れ，頻回にちょびちょびとうがいをしながら飲み込みます．是非試してください．

経過

冷やしてちょびちょび飲むのはいいねと喜んでいます．1日ちょっとで咽頭痛は楽になりましたと．

Case 63

> 数年前から在宅酸素で生活しているよ．数日前から風邪を引いて，痰が続くようになってよぉ．呼吸器内科から薬はもらっているけど，漢方も追加で飲みたいな．

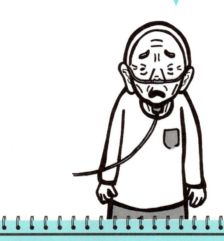

▶問診票からのキーワード
78歳，男性，通，薬内服多数

▶第1印象
華奢，車イスでボンベ付き

▶ Case 63

おすすめファーストチョイス

清肺湯⑨⓪
（せいはいとう）

他のおすすめ処方

人参養栄湯⑩⑧，補中益気湯㊶，十全大補湯㊽
（にんじんようえいとう）（ほちゅうえっきとう）（じゅうぜんたいほとう）

処方選択のキーワード
▶ 長引く痰

清肺湯⑨⓪は字の如く肺をきれいにする漢方薬．昔は結核に頻用しましたが，今は長引く痰に使用します．在宅酸素の患者さんが感染症にかかると疲れが増すので，朝鮮人参（ちょうせんにんじん）を含んでいてさらに，呼吸器疾患向けである人参養栄湯⑩⑧も選択肢になります．

経過

1ヵ月後に痰が出やすくなったと喜んでいます．「適当な内服でいいですよ」と言い含めたが，毎食前にしっかり内服しています．

Case 64

以前から喘息があり，呼吸器内科でしっかりと診てもらっているのですが，発作の頻度が減らないので，漢方も併用したいと思いました．

ストレスがあると発作が起こりやすくなる気がします．

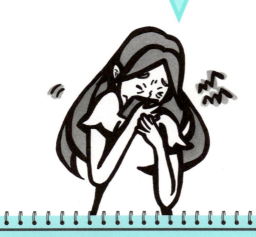

▶問診票からのキーワード
46歳，女性，(通)，(薬)アドエア®

▶第1印象
華奢，少々白髪あり

▶ Case 64

おすすめファーストチョイス

柴朴湯⑯

他のおすすめ処方

小柴胡湯⑨＋麻杏甘石湯㊺

処方選択のキーワード
▶ ストレスで悪化する咳

　柴朴湯⑯は長引く状態に頻用される小柴胡湯⑨と，のどの違和感やストレスに使用する半夏厚朴湯⑯を合わせたもの．ストレスで発症しやすい喘息には著効します．咳だけをターゲットにするのであれば，小柴胡湯⑨と咳止めの麻杏甘石湯㊺を併用する方法も重宝されます．

経過

　1ヵ月では効果はよくわからない．3ヵ月内服して，喘息カレンダー（症状があった日に印）を見ると，発作の頻度は減っている．1年飲んで確かに頻度は減少していると喜んでいます．

Case 65

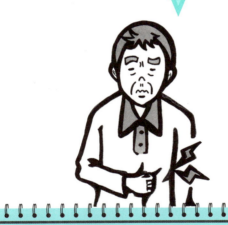

食事をすると胃がもたれるんだよ．食べ物が胃から先に進まないような感じでね．以前に十二指腸潰瘍と言われてそのときは薬で治したよ．
　胃の検査ではいつも十二指腸が変形していると言われるんだよね．

▶問診票からのキーワード
53歳，男性，通，薬タケプロン®

▶第1印象
中肉中背，しっかり返答する，ハキハキ

▶ Case 65

おすすめファーストチョイス

茯苓飲㉙

他のおすすめ処方

茯苓飲合半夏厚朴湯⑯, 半夏瀉心湯⑭

処方選択のキーワード
▶ 食べ物が胃から先に進まない

　胃薬には半夏瀉心湯⑭, 安中散⑤, 人参湯㉜などがありますが, 胃の出口が狭い感じがするときは茯苓飲㉙がファーストチョイスになります. また, のどや食道の入り口の狭さを感じるときは茯苓飲合半夏厚朴湯⑯が著効します.

経過

　服用し始めてから7日で効果を実感. 胃の出口が広くなったような気がするとのこと. 1ヵ月で効果を益々実感する. 内服続行を希望.

Case 66

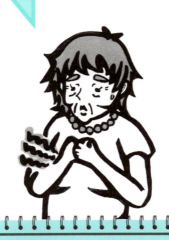

循環器内科では検査をしたり，お薬をもらったりしているのだけど，心臓を感じて気持ち悪いのよ．24時間の心電図の検査もしたけど，問題のない不整脈と言われているわ．でも気持ち悪いのよ．なんとかならないかしら？

▶問診票からのキーワード
64歳，女性，通，薬ブロプレス®

▶第1印象
中肉中背，心配症，声が小さい

▶ Case 66

おすすめファーストチョイス

炙甘草湯 ㉞

他のおすすめ処方

柴胡加竜骨牡蛎湯 ⑫, 桂枝加竜骨牡蛎湯 ㉖,
柴胡桂枝乾姜湯 ⑪

処方選択のキーワード
▶ 動悸

　西洋医学的に問題ないと言っても患者さんが気持ち悪いと訴えているのでなんとかしてあげたいですね．そんなときにも漢方は役に立ちます．まず炙甘草湯㉞，そして，他にも竜骨や牡蛎を含む漢方薬は気持ちが鎮まります．

経過

　動悸があるときに，起こりそうなときに，心配なときに飲むように指示．本人が持っているだけで安心と喜んでいます．それでいい．

Case 67

陰部に湿疹ができちゃってさ．皮膚科に通院しているんだけど，あまりよくならないんだよ．水虫ではないらしいんだけど．
何か漢方ないかな？

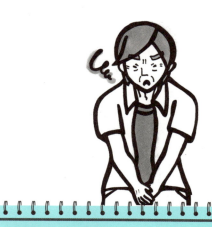

▶問診票からのキーワード
48歳，男性，陰部の湿疹，通，薬リンデロン®VG

▶第1印象
中肉中背，元気

▶ Case 67

おすすめファーストチョイス

竜胆瀉肝湯㊆

他のおすすめ処方

十味敗毒湯❻,消風散㉒,温清飲㊗

処方選択のキーワード
▶ 陰部の湿疹

　皮膚病変全般でのファーストチョイスは十味敗毒湯❻ですが,陰部の湿疹となると竜胆瀉肝湯㊆が選ばれます.頭がメインの湿疹に治頭瘡一方㊾が有効であるように,不思議なことに陰部の湿疹に竜胆瀉肝湯㊆が効くことがあります.

経過

　1ヵ月で湿疹はちょっと軽快.今まで治らなかったのに不思議とのこと.その後3ヵ月飲んで終了.

Case 68

> 頻尿で，先生から八味地黄丸⑦を頂きました．食前に飲むとムカムカするので，前回食後に飲むように言われました．でも，食後に飲んでもやっぱりムカムカするのですが….

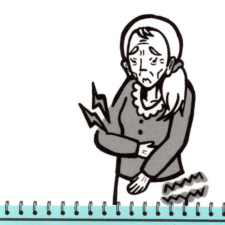

▶問診票からのキーワード
73歳，女性，通，薬ベシケア®

▶第1印象
華奢，声が小さい，はっきりしない，動作がゆっくり

▶ Case 68

おすすめファーストチョイス

清心蓮子飲⑪

他のおすすめ処方

六君子湯㊸,五淋散㊻

処方選択のキーワード
▶ 八味地黄丸⑦が飲めないときに

　八味地黄丸⑦や牛車腎気丸⑩は高齢者のもろもろの訴えに頻用されます．でも含まれている地黄が胃に障ることがあります．そんなときには食後の内服を勧めるのですが，それでも飲めないときは，朝鮮人参を含む泌尿器疾患の薬である清心蓮子飲⑪に変更します．また六君子湯㊸を気長に処方して，胃腸を鍛えてから八味地黄丸⑦に変更する方法もありです．

経過

　八味地黄丸⑦と違って，清心蓮子飲⑪は飲みやすいと．1ヵ月では不変．3ヵ月で少々いい．その後も内服続行希望．ぽつぽつと元気になっている．本人もそう感じているとのこと．

Case 69

膀胱炎で泌尿器科にお世話になったことがあって，この前も膀胱炎と言われて抗生物質をもらったのよ．しばらく通院してオシッコにばい菌もいなくなったから，抗生物質が終わりになったけど，それでもオシッコが近くて困ってるのよ．

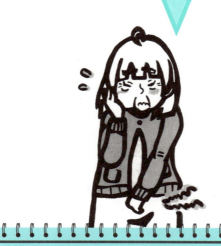

▶問診票からのキーワード
65歳，女性，通，薬クラビット®

▶第1印象
中肉中背，化粧しっかり，ブランドものを身につけている

▶ Case 69

おすすめファーストチョイス

猪苓湯合四物湯⑫

他のおすすめ処方

猪苓湯㊵, 八味地黄丸⑦, 五淋散㊶

処方選択のキーワード
▶ 無菌性膀胱炎

膀胱炎が長引いているといった訴えには,猪苓湯合四物湯⑫がファーストチョイスです.細菌感染とか抗生物質といった概念も治療方法もない時代の知恵が漢方なので,むしろ現代医学的な治療でしかるべきものがないときは重宝します.急性の膀胱炎であれば猪苓湯㊵,頻尿とくれば八味地黄丸⑦,また五淋散㊶も泌尿器科的訴えに時々使用します.

経過

30分で尿意の切迫感があったが,内服して1ヵ月で40分ぐらいになった.6ヵ月で1時間以上尿意が我慢できるようになる.そして2時間まで延びる.そこで内服は適当にするように指導.

Case 70

> いつもイライラして,くよくよして,頭がカーっと熱くなって…! いろいろな病院を受診しましたが,病気ではないと言われたり,自律神経失調症と診断されたり.心療内科でも薬をもらったけど効かないのよ.いつも同じようにイライラしてカーっとなるの!

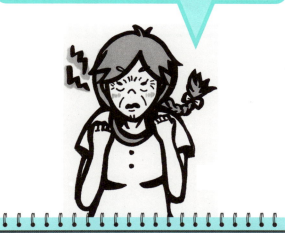

▶問診票からのキーワード
63歳,女性,155 cm,49 kg

▶第1印象
細いが筋肉質,力強くドアを開ける,声が大きい

Case 70

おすすめファーストチョイス

女神散㊆（にょしんさん）

他のおすすめ処方

加味逍遙散㉔，加味帰脾湯⑬⑦，抑肝散㊷

処方選択のキーワード

▶ いつも同じ訴え

世の中で更年期障害とか自律神経失調症などと言われている人に対するファーストチョイスは加味逍遙散㉔です．こちらは来院のたびにいろいろな訴えを投げかけます．一方で女神散㊆タイプはいつも決まった訴えで攻めてきます．そんな違いがあります．加味帰脾湯⑬⑦は加味逍遙散㉔の虚弱タイプと思いましょう．

経過

1ヵ月の内服で効果を実感．執着心が強いイライラ感が相当楽になる．3ヵ月飲んで，益々効果が出る．いろいろと楽になると喜んでいる．2年経過した今も内服中．

Case 71

> 1年前から疲れが溜まって，不眠で…．ストレスで，いわゆる「うつ病」のようになっています．精神安定剤を心療内科からもらっていますが，漢方でかわりになるものはありませんかね？　心療内科の薬を止めたいのです…．

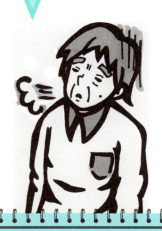

▶問診票からのキーワード
49歳，男性，㊙，㊚パキシル®，デパス®，セルシン®

▶第1印象
中肉中背，元気がない，ため息，伏せ目，動作ゆっくり

▶ Case 71

おすすめファーストチョイス

加味帰脾湯 137

他のおすすめ処方

帰脾湯 65

処方選択のキーワード
▶ 疲れてウツウツ気分

　心療内科や精神科の薬を止めたいと言って来院する方も多々います．最初は漢方を併用しましょう．そして快方に向かえば，徐々に西洋薬を減量しましょう．漢方に西洋薬の完全な代替を期待するのは無理です．

経過

　1ヵ月後に，よく効いているか効いていないかわからないが，不快なことは全くない．6ヵ月飲んで，西洋薬よりは断然いいと喜んでいる．1年経過した今も内服続行中．相当覇気が出てきました．

Case 72

関節リウマチで長く薬を飲んでいますよ.最近の「生物学的製剤」という点滴で大分楽になりましたね.最近漢方が結構いいというテレビを見たので私に合う漢方薬もありますかね?

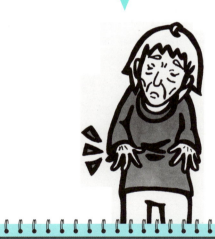

▶問診票からのキーワード
78歳,女性,通,薬リウマトレックス®,レミケード®

▶第1印象
華奢,関節は変形している,上品,ゆっくり入室

▶ Case 72

おすすめファーストチョイス

大防風湯㉗

他のおすすめ処方

補中益気湯㊵, 十全大補湯㊽,
桂枝加朮附湯⑱

処方選択のキーワード
▶ 疲れて経過の長い関節痛, リウマチ

　朝鮮人参と黄耆を含んだ漢方薬を参耆剤といい, 体力・気力をぽつぽつ増強する薬として使用されます. そんな参耆剤のリウマチバージョンが大防風湯㉗です. 気長に処方しましょう. 桂枝加朮附湯⑱は麻黄を含まない痛み止めといったイメージです.

経過

　1ヵ月で効果を実感. なんともいえない痛みが楽になる. 疲れもよくなり, やる気も出て, 精神的にも元気が出てきたと思うと.「一生飲み続けたいですね」

Case 73

貧血で鉄剤を飲んでいるわ．経血量が多いのよ．婦人科で中程度の大きさの子宮筋腫で，閉経すれば落ち着くと言われているの．それと，ホルモン剤を打って生理を止める方法も勧められたのだけれど，まず漢方を試してみたいの．

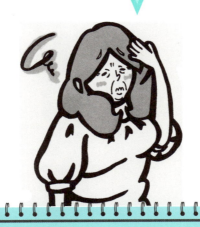

▶問診票からのキーワード
47歳，女性，通，薬，以前ピルを内服していた

▶第1印象
小太り，色白

▶ Case 73

おすすめファーストチョイス

芎帰膠艾湯㊆

他のおすすめ処方

十全大補湯㊽，四物湯㊳

処方選択のキーワード

▶ 月経過多

　漢方的に貧血を治す基本漢方薬は四物湯㊳です．芎帰膠艾湯㊆にも十全大補湯㊽にも四物湯㊳はそのまま含まれています．芎帰膠艾湯㊆は特に下半身の出血に使用されていました．膀胱結核による血尿で使用する機会がない今日，芎帰膠艾湯㊆の出番は月経過多と痔出血です．試してください．不思議に効きますよ．

経過

　3ヵ月飲んで経血量が減ったことを実感する．生理用品の使用量ではっきりとわかるのだそうだ．今も内服中．貧血も改善している．

Case 74

最近この子の咳がよく出ます．小児科では内服薬を処方されましたが，あまり効きません．また蜂蜜を与えると咳が止まるとも言われました．蜂蜜でちょっとよくなったように思えますが，まだ咳き込みます．何か漢方薬ありませんか？

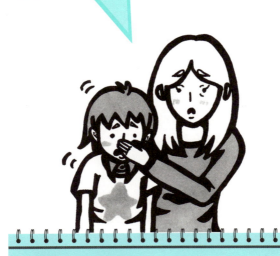

▶問診票からのキーワード
10歳，男児，通，薬アスベリン®，メジコン®

▶第1印象
元気な子，ハキハキ，頭が良さそう

▶ Case 74

おすすめファーストチョイス

五虎湯(95)

他のおすすめ処方

麻杏甘石湯(55)，麻黄湯㉗，葛根湯①

処方選択のキーワード

▶ 子どもの咳止め

大人の咳止め漢方は麻杏甘石湯(55)です．でも麻黄剤が手元にあればどれも咳には有効です．麻黄湯㉗も効きます．子どもには麻杏甘石湯(55)に桑白皮を加えた五虎湯(95)がより有効と言われています．漢方好きな子どもは少ないですが，こんな機会に遭遇したら是非試してみましょう．

経過

麻黄剤にて半包を毎食前に，そして発作時には追加で半包を飲むように指示．すぐに相当楽になったと喜んでいる．今は適当に飲んでいる．

Case 75

> うちの子はびくびくしていてちょっとした物音などにもびくついてしまいます．いつもイライラしているようで落ち着きがなく，そして子どもなのにあくびをよくします．
> こんな症状に漢方効きますか？

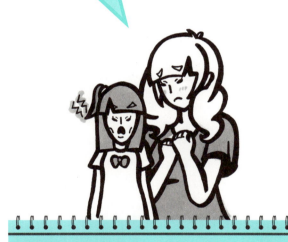

▶問診票からのキーワード
9歳，女児，⚫︎他の病院では打つ手なし

▶第1印象
華奢，あくびを繰り返す，のろい

▶ Case 75

おすすめファーストチョイス

甘麦大棗湯(72)

他のおすすめ処方

抑肝散(54), 抑肝散加陳皮半夏(83)

処方選択のキーワード

▶ あくびとイライラ

甘麦大棗湯(72)は甘草，小麦，大棗という食事に含まれる生薬3つからなる漢方薬．こんな薬で本当に効くのかと思っています．試しに使ってみてください．無効なときは昔から子どもの癇癪に使用されている抑肝散(54)や抑肝散加陳皮半夏(83)を使用します．

経過

甘くておいしい薬と喜んで飲んでいる．あくびの回数は減少．気長に処方していると，だんだん元気になってきた．たまたまかもしれない．

Case 76

風邪をこじらせて,咳が続いて,のどが痛いんだ.熱は落ち着いて,会社ではなんとか働いているけど,のどの痛みと長引く風邪をなんとかしたいな.

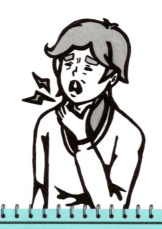

▶問診票からのキーワード
37歳,男性,通,薬PL配合顆粒®

▶第1印象
中肉中背,普通の人,しっかり話す

▶ Case 76

おすすめファーストチョイス

小柴胡湯加桔梗石膏 ⑩⑨

他のおすすめ処方

小柴胡湯 ❾, 桔梗湯 ⑬⑧

処方選択のキーワード
▶ のどが痛くて長引く風邪

　長引く症状には柴胡剤が効き，長引く風邪にも柴胡剤の代表である小柴胡湯⑨が喜ばれます．のどが痛いと言われると桔梗湯⑬⑧をうがいしながらちょびちょび頻回に飲み込むように指導します．その2つを合わせたようなものが小柴胡湯加桔梗石膏⑩⑨です．そうであればがっちりタイプ用の柴胡剤である大柴胡湯⑧に桔梗と石膏を加えた大柴胡湯加桔梗石膏も汎用されそうだが，エキス剤にはありません．興味があれば煎じで作ってみるのも楽しいですよ．

経過

　1日でのどの痛みが軽くなる．3日で痛みはなくなり，咳もでなくなった．5日で内服終了．

Case 77

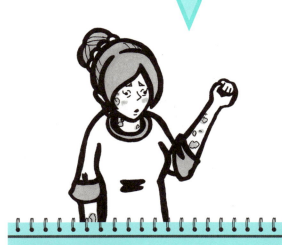

以前より蕁麻疹がでます．毎月10回ぐらいですかね．蕁麻疹が出た日はカレンダーに×印をつけています．皮膚科に通って，抗アレルギー薬をもらってから，毎日は出なくなりました．でも，その後も蕁麻疹の頻度は変わりません．

▶問診票からのキーワード
33歳，女性，通，薬アレグラ®

▶第1印象
中肉中背，色白

Case 77

おすすめファーストチョイス

茵蔯五苓散⑰

他のおすすめ処方

茵蔯蒿湯⑬, 十味敗毒湯⑥

処方選択のキーワード
▶ 蕁麻疹

慢性の湿疹に頻用される十味敗毒湯⑥が蕁麻疹にも有効なことがあります．また茵蔯蒿湯⑬が蕁麻疹に有効なこともあります．ところが茵蔯蒿湯⑬には大黄が入っているので下痢が心配です．まず蕁麻疹と言われれば茵蔯五苓散⑰で始めて便通をみて，次に症状の軽快具合をみて，茵蔯蒿湯⑬もトライしましょう．

経過

1ヵ月では効果不明とのこと．でもカレンダーを見ると蕁麻疹の出現回数は減っている．1年内服．1年前と比べると確かに減っている．本人は内服続行を希望．

Case 78

腫瘍内科の先生には内緒で来ています．よろしくお願いします．抗がん薬を始めてから下痢で困っているのです．もちろん下痢止めをもらっていますが，便通をうまくコントロールできないのです．

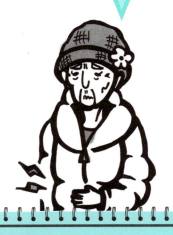

▶問診票からのキーワード
67歳，女性，通膵癌手術，薬ロペミン®

▶第1印象
ちょっとげっそりした感じ，ゆっくり歩く，ゆっくり話す

Case 78

おすすめファーストチョイス

半夏瀉心湯⑭

他のおすすめ処方

人参湯㉜, 真武湯㉚, 大建中湯⑩⓪

処方選択のキーワード
▶ 抗がん薬の下痢

　沢山の抗がん薬が使用できるようになりました．その副作用として下痢が時々生じます．そんなときに患者さんが漢方を求めることがありますが，まず半夏瀉心湯⑭を試してください．著効することがありますよ．また，がんの患者さんはだいたい冷えています．おなかや背中，手足を触るとわかりますので，附子で温めると調子がよくなります．そんなタイプの人の下痢には附子含有の真武湯㉚がおすすめ処方になります．

経過

　漢方を飲んですぐに下痢は楽になります．下痢の程度に合わせて適当に加減しながら使用しています．

Case 79

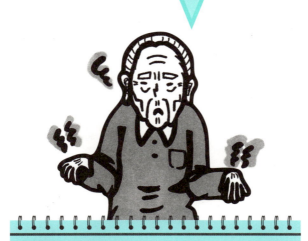

　直腸癌で手術をして,抗がん薬をやり,抗がん薬治療は終了したのじゃが,手足がしびれるのじゃ.主治医はなかなか厄介だというが,日常生活に困るからなんでも試してみたいのじゃ.
　漢方はどうかね？

▶問診票からのキーワード
71歳,男性,通4ヵ月前直腸癌手術

▶第1印象
やせ,頬がこけてげっそりしている

Case 79

おすすめファーストチョイス

牛車腎気丸107

＋

附子

他のおすすめ処方

真武湯30＋附子，桂枝加朮附湯18＋附子

処方選択のキーワード
▶ **抗がん薬によるしびれ**

　附子でしびれが楽になることを期待して処方を開始します．治るというよりも半分楽になると言ったほうが目標が下がって医者も患者も楽です．牛車腎気丸107に含まれている附子の量では足りません．是非不快な作用の出現具合をチェックしながら増量しましょう．

経過

　牛車腎気丸107だけを1ヵ月使用したが，やはり効果なし．附子を1日量1.5 g，3.0 gと増量，そして4.5 gに増量してしびれは大分楽になりました．

Case 80

直腸癌で直腸切断術をしたのだ．人工肛門だよ．その後，両足が象のようにむくんでいるのだ．少しでも人間らしい足にもどらないかな？

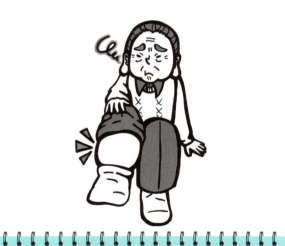

▶問診票からのキーワード
69歳，男性，⑱直腸癌手術

▶第1印象
重役風，中肉中背，しっかり話す，訴えが多い

▶ Case 80

おすすめファーストチョイス

柴苓湯⑭
（さいれいとう）

他のおすすめ処方

五苓散⑰，麻黄湯㉗

処方選択のキーワード
▶ リンパ浮腫

　手術によるリンパ節郭清によって生じた二次性リンパ浮腫も，原因不明の一次性リンパ浮腫も，患者さんが漢方を希望すれば，柴苓湯⑭を気長に投与します．リンパ浮腫が治ることはありませんが，蜂窩織炎の頻度は激減します．また少々足の周径は細くなります．

経過

　6ヵ月飲んでやっと皮膚がやや軟らかくなる．蜂窩織炎の頻度は明らかに減少．3年飲んで，下腿部の周径は数cm細くなるがまだ相当太い．でも軟らかみは増し，ともかく本人が楽になったと喜んでいる．

Case 81

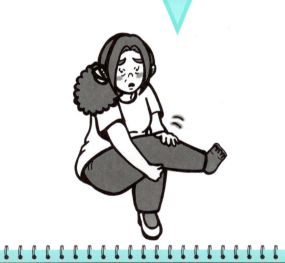

他の病院で深部静脈血栓症と言われているよ．医療用ストッキングは毎日ちゃんと着用しているけど，足のだるさが消えないんだよ．漢方でなんとかならない？

▶問診票からのキーワード
37歳，女性，(通)プロテインS欠損症

▶第1印象
中肉中背，色白，理解力あり

▶ Case 81

おすすめファーストチョイス

桂枝茯苓丸(けいしぶくりょうがん)㉕

他のおすすめ処方

桂枝茯苓丸加薏苡仁(けいしぶくりょうがんかよくいにん)(125)

処方選択のキーワード

▶ 深部静脈血栓症，下肢静脈瘤

静脈血のうっ滞を生じる深部静脈血栓症や下肢静脈瘤の症状に対する西洋薬はありません．下肢静脈瘤であれば手術，深部静脈血栓症であれば医療用ストッキングの励行になります．実は桂枝茯苓丸(けいしぶくりょうがん)㉕が効くことが多いのです．皮膚病変があれば桂枝茯苓丸加薏苡仁(けいしぶくりょうがんかよくいにん)(125)にします．

経過

1ヵ月で少々だるさが楽なようだとのこと．1年飲んで，確かに効いていると喜んでいる．しかし，2年後の今はよく飲み忘れるそうだ．それでいい．

Case 82

> 膵臓癌で手術が終わったんだ．これから抗がん薬の化学療法と放射線治療が始まるよ．
> 何でもいいと思うことは試してみたいから，何か漢方薬ないかな？

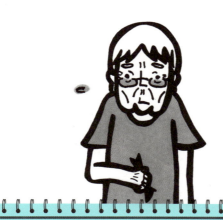

▶問診票からのキーワード
74歳，男性，通 膵臓癌手術後

▶第1印象
華奢，顔が小さい，声が小さい

▶ Case 82

おすすめファーストチョイス

十全大補湯㊽

他のおすすめ処方

補中益気湯㊶，人参養栄湯⑱

処方選択のキーワード
▶ 貧血状態，貧血が予想される状態

　元気をつけるのであれば補中益気湯㊶がファーストチョイスですが，すでに貧血があったり，抗がん薬治療や放射線治療が予定されて貧血に対処する必要があれば十全大補湯㊽です．
　胆癌患者であれば冷えているので附子剤などで温めることも必要です．

経過

　「効いているのか，いないのかはわからないが，先生が飲めというから飲んでいる」がんのときはそれでいい．ともかく副作用がなければ飲んだ方がいいと思っている．

Case 83

> 肺癌が見つかって，手術はできないそうです…．抗がん薬の治療が始まるのですが，漢方薬も試したいのです．よろしくお願いします…．

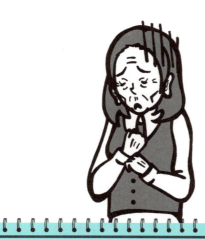

▶問診票からのキーワード
78歳，女性，⑩肺癌

▶第1印象
弱々しい，伏せ目がち，声が小さい

▶ Case 83

おすすめファーストチョイス

人参養栄湯⑱

他のおすすめ処方

補中益気湯㊶,　十全大補湯㊽,
当帰湯⑩,　真武湯㉚,

処方選択のキーワード

▶ 肺の腫瘍

　がんの人には，基本的に人参養栄湯⑱などの参耆剤に附子を加えたものと，桂枝茯苓丸㉕や当帰芍薬散㉓を寝る前に処方することが多いです．エビデンスはありませんが，こんな漢方の補完医療で何もしないよりはいいのではと実感しています．「エビデンスがある治療」+「エビデンスがないような，でも有効な些細なことの積み重ね」が必要と最近は痛感しています．

経過

　抗がん薬と併用して始めたので，漢方が効いているのかよくわからない．しかし，1ヵ月忘れたことがあって，そのときは確かに体が疲れて調子が悪かった．やっぱり効いていると思うから，しっかり飲みたいと．

Case 84

疲れているのに眠れないよ．西洋薬も沢山試しているけれど，西洋薬の睡眠薬は依存症になったり，認知症になる可能性があると聞いたので，漢方薬も試したいね．

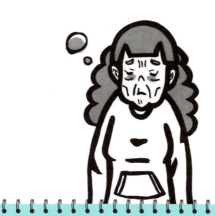

▶問診票からのキーワード
67歳，女性，通，薬マイスリー®，デパス®，レンドルミン®

▶第1印象
華奢，イライラしている，落ちつかない

▶ Case 84

おすすめファーストチョイス

酸棗仁湯⑱

他のおすすめ処方

加味帰脾湯⑬，抑肝散㊺

処方選択のキーワード
▶ **疲れ果てて眠れない**

　漢方に西洋薬の睡眠薬のような効果を期待すると期待外れになります．最初は併用しましょう．「今日の治療薬」には認知症になる可能性がある薬として，抗うつ薬，睡眠薬，抗パーキンソン病薬などが記載されています．そして西洋薬が減量でき，さらに毎日の服用から離脱できれば成功です．酸棗仁湯⑱は疲れ果てて眠れないときに有効と言われます．一方で寝過ぎるときにも効くという不思議な薬です．

経過
　効いている気がする．翌日は不快なことはない．西洋薬を止めたのでむしろ元気になった気もすると．確かに西洋薬の飲み過ぎが諸症状の根源かもしれないな．

Case 85

> 生理痛があって,それに冷え症で,困っています.他の先生から当帰芍薬散㉓をもらったのですが,どうもおいしくなくて,胃にこたえます.何か他にありませんか？

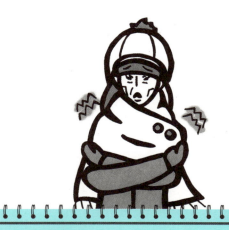

▶問診票からのキーワード
40歳,女性,独身,㊙

▶第1印象
めちゃ細い,ゆっくり話す,化粧が薄い

▶ Case 85

おすすめファーストチョイス

当帰建中湯⑬

他のおすすめ処方

六君子湯㊸, 四君子湯㊄

処方選択のキーワード
▶ 当帰芍薬散㉓が飲めない

　当帰芍薬散㉓は女性の頻用処方にて，当帰芍薬散㉓が効くに違いないと思って処方するのですが，飲んで効かないのではなくて，当帰芍薬散㉓が飲めないという人がいます．当帰芍薬散㉓の当帰が，あまりにも虚弱だと胃に障るのです．そこで虚弱者向けの建中湯類である当帰建中湯⑬の出番になります．六君子湯㊸で胃を強くしてから当帰芍薬散㉓を再度トライする方法もあります．

経過

　1ヵ月で効果実感．生理痛も楽になった．冷えもよくなった．そして3ヵ月，1年としっかりと内服．少々体重も増えてきた．

Case 86

> すぐに疲れるし，寝汗が出るし，身体が弱いんじゃないかと思うのよ．
> 気長に飲める漢方薬ないかしら？

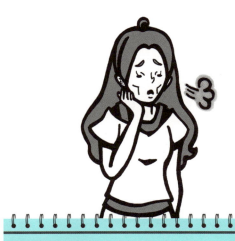

▶問診票からのキーワード
23歳，女性，薬剤師

▶第1印象
やせ，気力がない感じ

▶ Case 1

おすすめファーストチョイス

黄耆建中湯 98

他のおすすめ処方

小建中湯 99,　当帰建中湯 123,　補中益気湯 41

処方選択のキーワード

▶ **虚弱体質で寝汗が出る**

　補中益気湯 41 を代表とする朝鮮人参と黄耆を含む参耆剤は遙か昔（1800年前）には存在していません．そんなときの知恵が建中湯類です．小建中湯 99，当帰建中湯 123，黄耆建中湯 98，大建中湯 100 などです．虚弱で当帰建中湯 123 の当帰が飲めないようなとき，または寝汗があるときなどは黄耆建中湯 98 の出番です．黄耆が寝汗を止めるといわれています．

経過

　内服して7日で寝汗が減ったと喜んでいます．3ヵ月飲んで，その後は適当に飲んでもらっています．

Case 87

> 掌蹠膿疱症と言われて皮膚科で治療を受けているわ．それなのになかなかよくならないので漢方も試したいわ．

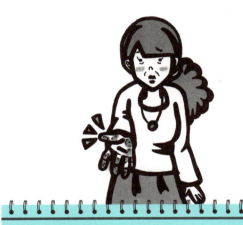

▶問診票からのキーワード
43歳，女性，通

▶第1印象
中肉中背，手があれている，顔もあれている

▶ Case 87

おすすめファーストチョイス

三物黄芩湯（さんもつおうごんとう）(121)

他のおすすめ処方

十味敗毒湯（じゅうみはいどくとう）⑥，消風散（しょうふうさん）㉒，温清飲（うんせいいん）(57)

処方選択のキーワード

▶ 掌蹠膿疱症

掌蹠膿疱症は皮膚科でも苦労することがあるそうです．皮膚科で治らないときに漢方が補助的に有効なことは多々あります．「掌蹠膿疱症」という病名であれば，まず三物黄芩湯（さんもつおうごんとう）(121)を試しています．無効であれば，慢性湿疹の漢方薬である十味敗毒湯（じゅうみはいどくとう）⑥，消風散（しょうふうさん）㉒，温清飲（うんせいいん）(57)を試します．

経過

1ヵ月で効果を実感．今まで治らなかった皮膚の病変がウソみたいに軽くなっていると大喜び．6ヵ月飲んで軽快，終了．

Case 88

> 小児科で肛門周囲膿瘍と言われました．小児科の先生が最近は漢方で治ることもあると言っていたので，この外来に来ました．

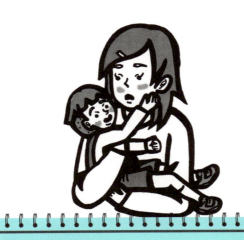

▶問診票からのキーワード
2 歳，男児，89 cm，12 kg

▶第 1 印象
年齢相応

▶ Case 88

おすすめファーストチョイス

排膿散及湯⑫

他のおすすめ処方

小柴胡湯❾,補中益気湯㊶,

処方選択のキーワード
▶ 肛門周囲膿瘍

　西洋医の先生方に漢方の存在や有効性が認識され始めています.さらに,いろいろな西洋医学的訴えに漢方が効きそうだという報告が出ています.

　西洋医の先生方にも子どもの肛門周囲膿瘍には排膿散及湯⑫が有効とされています.家族が希望すれば,試しに処方してみましょう.未就学児の内服量は4分の1〜3分の1でいいと思います.柴胡剤で炎症をおさえるという考えもあります.

経過

　切開排膿することなく,内服して1ヵ月で治りました.自然経過か漢方が効いたのかは不明です.

Case 89

前回,アトピー性皮膚炎で先生から黄連解毒湯⑮をもらったんスけど,あれを飲むと便秘するように思うっス.痒みはとっても楽になって黄連解毒湯⑮は是非とも続けたいっスね.便秘の薬も追加してもらえるんスか?

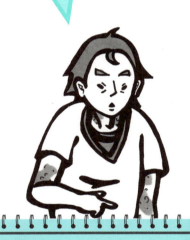

▶問診票からのキーワード
27歳,男性,生まれつきアトピー

▶第1印象
がっちり,かしこそう,理解力がある

▶ Case 89

おすすめファーストチョイス

三黄瀉心湯⑬

他のおすすめ処方

黄連解毒湯⑮＋麻子仁丸⑱
黄連解毒湯⑮＋大承気湯⑬

処方選択のキーワード
▶ 黄連解毒湯⑮が効いたが便秘になった

黄連解毒湯⑮が効いたけれど便秘傾向になったときには三黄瀉心湯⑬です．黄連解毒湯⑮は黄芩，黄連，黄柏，山梔子からなる漢方薬，一方で三黄瀉心湯⑬は黄芩，黄連，大黄からなるので大黄の瀉下作用が便秘傾向にはもってこいです．

実は漢方の煎じ薬も保険が適用されています．煎じ薬であれば便秘のときには大黄を増量すればそれで便秘の訴えは改善します．

経過

便秘も軽快し，痒みも落ち着いて最高と喜んでいます．

Case 90

> 先生！ 女房が死んで，もう10年以上経って，そして子どもも独立したので，再婚することにしたよ．
> 還暦を過ぎて，どうもあっちの方が元気がなくてよぉ．何かいい漢方薬はない？

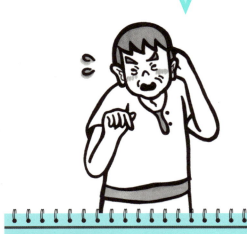

▶問診票からのキーワード
63歳男性，165 cm，75 kg，🟢降圧剤のみ

▶第1印象
健康的に見える，がっちり，覇気がある

Case 90

おすすめファーストチョイス

牛車腎気丸 107

他のおすすめ処方

八味地黄丸 7, 桂枝加竜骨牡蛎湯 26,
柴胡加竜骨牡蛎湯 12

処方選択のキーワード
▶ ちょっと年齢を感じるインポテンツ

　バイアグラなどと比べれば漢方の力は弱い．しかし，初老期の症状に対する精一杯の抵抗のための漢方薬である牛車腎気丸⑩や八味地黄丸⑦を飲むと，インポテンツがそこそこ軽快することがある．また，精神的なインポテンツには柴胡加竜骨牡蛎湯⑫が有効なことがある．虚弱な人で精神的なインポテンツには桂枝加竜骨牡蛎湯㉖が有効なことがある．

経過

　少し元気になったようです．「腰の違和感や疲れは大分楽になったよ！　漢方を飲んで，やっぱりいろいろと調子が悪かったと自覚できたね」

Case 91

朝起きるとフラフラします．特に急に立ち上がるとダメです．電車に乗ると，特に満員電車では気分が悪くなって，意識が遠のくことがあります．フラフラする感じです．疲れています．

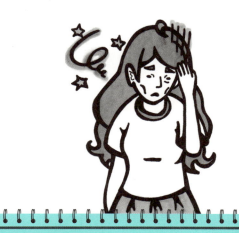

▶問診票からのキーワード
28歳，女性，165 cm，48 kg

▶第1印象
痩せている，色白，しっかり話す，化粧は薄い

▶ Case 91

おすすめファーストチョイス

半夏白朮天麻湯㊲

他のおすすめ処方

苓桂朮甘湯㊴, 真武湯㉚, 小建中湯㊾

処方選択のキーワード

▶ 起立性低血圧

半夏白朮天麻湯㊲は朝鮮人参と黄耆を含む参耆剤です．つまり疲れていてフラフラするときに有効．ただのめまいであれば，苓桂朮甘湯㊴が好まれることが多く，高齢者のめまいには真武湯㉚が有効なことが多いです．

経過

なんとなく疲れが楽な気がします．その後は，めまいの頻度が少々減りました．まだまだ完全に治ってはいませんが，大分体力がついたと感じます．しばらく続けてみますとのことです．

Case 92

> 高血圧で内服薬をもらっているけど,頭がカッカして,顔も赤いんだ.何か漢方薬ないかな? 降圧剤は複数飲んでいて,でも血圧は160前後だよ.以前は200近くあったんだ.

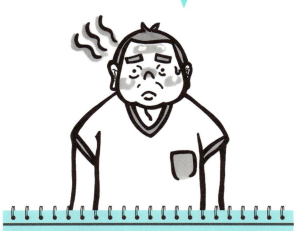

▶問診票からのキーワード
47歳,男性,167 cm,85 kg,通,薬レザルタス® 配合錠HD,セララ®,メインテート®,クレストール® 他

▶第1印象
がっちりしている,はち切れそうな感じ,顔もパツパツ

▶ Case 92

おすすめファーストチョイス

黄連解毒湯⑮

他のおすすめ処方

大柴胡湯⑧,　桃核承気湯㉛,　三黄瀉心湯⑬

処方選択のキーワード

▶ 高血圧

　血圧を漢方だけで下げることはある意味馬鹿げている．しかし，漢方で血圧が下がり，そして西洋薬が減量できることはしばしば経験する．黄連解毒湯⑮が苦くなければ結構有効．大柴胡湯⑧もがっちりタイプの生活習慣病にいい．桃核承気湯㉛はがっちりタイプの駆瘀血剤のイメージ．なんとなく体が楽になる漢方薬を一緒に探せばいい．

経過

　黄連解毒湯⑮で頭がカッカするのが大分楽になりました．血圧の変動も少なくなりました．気持ちが楽なので安心ですとのこと．そして今も内服を続けています．体重が減少し血圧も大分下がった．

Case 93

先生, がんの漢方薬をください. 膵臓癌が転移して手術ができないそうです. 抗がん薬で一時腫瘍マーカーが低下したのですが, また上昇しています. 抗がん薬を変更しましたが, 有効なものはなく, 緩和の先生に相談するように勧められました. 放射線治療も無理だそうです.

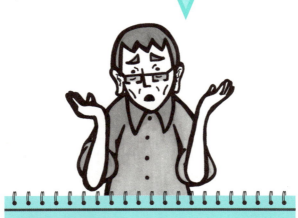

▶問診票からのキーワード
54歳, 男性, 164 cm, 58 kg, 有名企業で働いている

▶第1印象 体も顔も細い, 覇気はある, なんとなくがんの匂いがする

Case 93

おすすめファーストチョイス

十全大補湯 48

＋

附子

他のおすすめ処方

補中益気湯 41, 牛車腎気丸 107, 桂枝茯苓丸 25, 当帰芍薬散 23

処方選択のキーワード
▶ がんの補完医療として

　がんで，手術，化学療法，放射線療法がすでに終了，または施行不可能で，緩和に行くには相当元気な人は少なからずいます．腫瘍内科の知識だけでは，打つ手がない．そんなときには漢方が結構役に立ちます．漢方診療を行って処方選択をすべきとも思いますが，基本的に漢方的には冷えがあり，血虚で，瘀血で，腎虚がみられます．そんな状態に対応する漢方薬を処方すると，担がん状態で何年も元気な人が実は相当数います．

経過　現在も勤務しています．残業はなく，会社は時短勤務を認めています．腫瘍の大きさや腫瘍マーカーはここ1年で横ばいです．

付　録

- ▶Case 1　胃癌手術後のような人……………………→六君子湯㊸
- ▶Case 2　認知症の周辺症状……………………………→抑肝散㊴
- ▶Case 3　冷えを伴う腹部膨満…………………………→大建中湯⑩
- ▶Case 4　汗がない………………………………………→葛根湯①
- ▶Case 5　こじれた状態…………………………………→補中益気湯㊶
- ▶Case 6　検査で何もないのどの違和感………………→半夏厚朴湯⑯
- ▶Case 7　冷えと鼻水・くしゃみ………………………→小青竜湯⑲
- ▶Case 8　痰がのどにへばりつく………………………→麦門冬湯㉙
- ▶Case 9　子ども…………………………………………→五苓散⑰
- ▶Case 10　女性のもろもろの訴え………………………→当帰芍薬散㉓
- ▶Case 11　更年期障害や自律神経失調症………………→加味逍遙散㉔
- ▶Case 12　田舎のおばちゃん？…………………………→桂枝茯苓丸㉕
- ▶Case 13　インフルエンザ………………………………→麻黄湯㉗
- ▶Case 14　便秘……………………………………………→麻子仁丸⑫⑥
- ▶Case 15　がっちりタイプの肥満………………………→防風通聖散㊷
- ▶Case 16　色白のご婦人の膝痛，変形性膝関節症
　　　　　　……………………→防已黄耆湯⑳＋越婢加朮湯㉘
- ▶Case 17　初老期のもろもろの訴え……………………→牛車腎気丸⑩⑦
- ▶Case 18　こむら返り……………………………………→芍薬甘草湯㊻
- ▶Case 19　しもやけ………………→当帰四逆加呉茱萸生姜湯㊳
- ▶Case 20　片頭痛…………………………………………→呉茱萸湯㉛
- ▶Case 21　赤いニキビ……………………………………→清上防風湯㊺
- ▶Case 22　長引くニキビ…………………→桂枝茯苓丸加薏苡仁⑫⑤

▶Case 23　胸焼け……………………………………………→半夏瀉心湯⑭
▶Case 24　更年期障害＋便秘……………………………→桃核承気湯(61)
▶Case 25　初老期の頭痛，高血圧……………………………→釣藤散㊼
▶Case 26　めまい…………………………………………→苓桂朮甘湯㊴
▶Case 27　ストレス＋円形脱毛症………→柴胡加竜骨牡蛎湯⑫
▶Case 28　膀胱炎……………………………………………………→猪苓湯㊵
▶Case 29　頓服の便秘薬…………………………………→大黄甘草湯(84)
▶Case 30　のどチクの風邪…………………………→麻黄附子細辛湯(127)
▶Case 31　コンコンという咳…………………………………→麻杏甘石湯(55)
▶Case 32　長引く……………………………………………………→小柴胡湯⑨
▶Case 33　胃痛……………………………………………………→安中散⑤
▶Case 34　ともかく痒い…………………………………→黄連解毒湯⑮
▶Case 35　つわり…………………………………→小半夏加茯苓湯㉑
▶Case 36　痛み………………………………………………→越婢加朮湯㉘
▶Case 37　起立性調節障害……………………………→半夏白朮天麻湯㊲
▶Case 38　唾が溜まる………………………………………………→人参湯㉜
▶Case 39　疲れと貧血……………………………………………→十全大補湯㊽
▶Case 40　妊娠時の風邪……………………………………………→桂枝湯㊺
▶Case 41　ともかく便秘に…………………………………………→潤腸湯(51)
▶Case 42　冬に悪化する皮膚病変……………………………→温清飲(57)
▶Case 43　過敏性腸症候群…………………………………→桂枝加芍薬湯(60)
▶Case 44　葛根湯①が飲めない…………………………………→香蘇散(70)
▶Case 45　頑固な便秘…………………………………………→調胃承気湯(74)
▶Case 46　抑肝散(54)で胃腸障害……………………→抑肝散加陳皮半夏(83)
▶Case 47　透析中の皮膚掻痒症……………………………→当帰飲子(86)
▶Case 48　打撲＋便秘……………………………………………→治打撲一方(89)
▶Case 49　風邪で眠れない………………………………………→竹茹温胆湯(91)

▶Case 50	元気がない子ども	▶小建中湯㉙
▶Case 51	蓄膿症もどき	▶葛根湯加川芎辛夷②
▶Case 52	痔疾患＋便秘	▶乙字湯③
▶Case 53	慢性の皮膚疾患	▶十味敗毒湯⑥
▶Case 54	初老期のもろもろの訴え	▶八味地黄丸⑦
▶Case 55	がっちりタイプのもろもろの訴え	▶大柴胡湯⑧＋桂枝茯苓丸㉕
▶Case 56	華奢なタイプの長引く訴え	▶小柴胡湯⑨＋当帰芍薬散㉓
▶Case 57	ともかく困ったら時間稼ぎに	▶柴胡桂枝湯⑩
▶Case 58	冷えを訴える経過の長い訴えに	▶柴胡桂枝乾姜湯⑪
▶Case 59	悪夢	▶桂枝加竜骨牡蛎湯㉖
▶Case 60	お年寄りのもろもろの訴えに	▶真武湯㉚
▶Case 61	慢性の下痢	▶真武湯㉚
▶Case 62	のどの痛み	▶桔梗湯⑱
▶Case 63	長引く痰	▶清肺湯⑨
▶Case 64	ストレスで悪化する咳	▶柴朴湯⑯
▶Case 65	食べ物が胃から先に進まない	▶茯苓飲⑲
▶Case 66	動悸	▶炙甘草湯⑭
▶Case 67	陰部の湿疹	▶竜胆瀉肝湯⑯
▶Case 68	八味地黄丸⑦が飲めないときに	▶清心蓮子飲⑪
▶Case 69	無菌性膀胱炎	▶猪苓湯合四物湯⑫
▶Case 70	いつも同じ訴え	▶女神散⑰
▶Case 71	疲れてウツウツ気分	▶加味帰脾湯⑰
▶Case 72	疲れて経過の長い関節痛，リウマチ	▶大防風湯⑰

- Case 73　月経過多 ………………………………→芎帰膠艾湯⑦⑦
- Case 74　子どもの咳止め ……………………………→五虎湯⑨⑤
- Case 75　あくびとイライラ …………………………→甘麦大棗湯⑦②
- Case 76　のどが痛くて長引く風邪
　　　　　　　　　　　　…………→小柴胡湯加桔梗石膏⑩⑨
- Case 77　蕁麻疹 ……………………………………→茵蔯五苓散⑪⑦
- Case 78　抗がん薬の下痢 …………………………→半夏瀉心湯⑭
- Case 79　抗がん薬によるしびれ ………→牛車腎気丸⑩⑦＋附子
- Case 80　リンパ浮腫 …………………………………→柴苓湯⑪④
- Case 81　深部静脈血栓症，下肢静脈瘤 ………→桂枝茯苓丸㉕
- Case 82　貧血状態，貧血が予想される状態
　　　　　　　　　　　　………………………→十全大補湯㊽
- Case 83　肺の腫瘍 …………………………………→人参養栄湯⑩⑧
- Case 84　疲れ果てて眠れない ……………………→酸棗仁湯⑩③
- Case 85　当帰芍薬散㉓が飲めない ………………→当帰建中湯⑫③
- Case 86　虚弱体質で寝汗が出る …………………→黄耆建中湯⑨⑧
- Case 87　掌蹠膿疱症 ………………………………→三物黄芩湯⑫①
- Case 88　肛門周囲膿瘍 ……………………………→排膿散及湯⑫②
- Case 89　黄連解毒湯⑮が効いたが便秘になった
　　　　　　　　　　　　………………………→三黄瀉心湯⑪③
- Case 90　ちょっと年齢を感じるインポテンツ
　　　　　　　　　　　　………………………→牛車腎気丸⑩⑦
- Case 91　起立性低血圧 ……………………………→半夏白朮天麻湯㊲
- Case 92　高血圧 ……………………………………→黄連解毒湯⑮
- Case 93　がんの補完医療として
　　　　　　　　　　　　………………→十全大補湯㊽＋附子

索　引

あ

安中散⑤（あんちゅうさん）……58, 78, 88, 142
茵蔯蒿湯(135)（いんちんこうとう）……166
茵蔯五苓散(117)（いんちんごれいさん）……166
温清飲(57)（うんせいいん）……80, 96, 106, 118, 146, 186
越婢加朮湯㉘（えっぴかじゅつとう）……26, 44, 84
黄耆建中湯(98)（おうぎけんちゅうとう）……184
黄連解毒湯⑮（おうれんげどくとう）……16, 58, 62, 80, 106, 130, 190, 196
乙字湯③（おつじとう）……116

か

葛根湯①（かっこんとう）……20, 38, 72, 84, 114, 132, 160
葛根湯加川芎辛夷②（かっこんとうかせんきゅうしんい）……114
加味帰脾湯(137)（かみきひとう）……152, 154, 180
加味逍遙散㉔（かみしょうようさん）……24, 34, 36, 50, 66, 94, 132, 152
甘麦大棗湯(72)（かんばくたいそうとう）……162
桔梗湯(138)（ききょうとう）……136, 164
帰脾湯(65)（きひとう）……154
芎帰膠艾湯(77)（きゅうききょうがいとう）……158
荊芥連翹湯㊿（けいがいれんぎょうとう）……96, 118
桂枝加芍薬大黄湯(134)（けいしかしゃくやくだいおうとう）……40, 70, 98
桂枝加芍薬湯(60)（けいしかしゃくやくとう）……18, 30, 98
桂枝加朮附湯⑱（けいしかじゅつぶとう）……84, 156, 170
桂枝加竜骨牡蛎湯㉖（けいしかりゅうこつぼれいとう）……66, 130, 144, 192
桂枝湯㊺（けいしとう）……72, 92, 100
桂枝茯苓丸㉕（けいしぶくりょうがん）……32, 36, 50, 60, 108, 116, 122, 124, 126, 174, 198
桂枝茯苓丸加薏苡仁(125)（けいしぶくりょうがんかよくいにん）……54, 56, 174
香蘇散(70)（こうそさん）……24, 72, 92, 100

五虎湯 ⑨⑤ (ごことう)	160
牛車腎気丸 ⑩⑦ (ごしゃじんきがん)	46, 48, 120, 170, 192, 198
呉茱萸湯 ㉛ (ごしゅゆとう)	52, 62
五淋散 ㊄⑥ (ごりんさん)	68, 148, 150
五苓散 ⑰ (ごれいさん)	30, 52, 62, 86, 112, 172

さ

柴胡加竜骨牡蛎湯 ⑫ (さいこかりゅうこつぼれいとう)
………………………………………… 34, 66, 128, 130, 144, 192
柴胡桂枝乾姜湯 ⑪ (さいこけいしかんきょうとう) …… 98, 128, 144
柴胡桂枝湯 ⑩ (さいこけいしとう) ………………… 98, 126, 128, 132
柴朴湯 ⑨⑥ (さいぼくとう) ……………………………………… 24, 140
柴苓湯 ⑭ (さいれいとう) …………………………………………… 172
三黄瀉心湯 ⑬ (さんおうしゃしんとう) ……………………… 190, 196
酸棗仁湯 ⑩③ (さんそうにんとう) ……………………………………… 180
三物黄芩湯 ⑫① (さんもつおうごんとう) ………………………………… 186
滋陰降火湯 ⑨③ (じいんこうかとう) …………………………………… 110
滋陰至宝湯 ⑨② (じいんしほうとう) …………………………………… 110
四逆散 ㉟ (しぎゃくさん) …………………………………………… 128
四君子湯 ㊉⑤ (しくんしとう) …………………………………… 14, 104, 182
四物湯 ㊆① (しもつとう) ………………………………………… 80, 90, 158
炙甘草湯 ㊋④ (しゃかんぞうとう) ……………………………………… 144
芍薬甘草湯 ㊅⑧ (しゃくやくかんぞうとう) ……………………… 48, 78
十全大補湯 ㊃⑧ (じゅうぜんたいほとう)
………………………………… 22, 90, 138, 156, 158, 176, 178, 198
十味敗毒湯 ⑥ (じゅうみはいどくとう) …… 54, 56, 96, 118, 146, 166, 186
潤腸湯 ㊄① (じゅんちょうとう) ……………………… 40, 70, 94, 102
小建中湯 ⑨⑨ (しょうけんちゅうとう) ………… 14, 30, 86, 112, 184, 194
小柴胡湯 ⑨ (しょうさいことう)
……………… 22, 76, 110, 122, 124, 126, 128, 132, 140, 164, 188
小柴胡湯加桔梗石膏 ⑩⑨ (しょうさいことうかききょうせっこう) … 136, 164
小青竜湯 ⑲ (しょうせいりゅうとう) ……………………………… 20, 26
小半夏加茯苓湯 ㉑ (しょうはんげかぶくりょうとう) ……………… 82
消風散 ㉒ (しょうふうさん) …………………………… 96, 118, 146, 186

辛夷清肺湯 ❿ (しんいせいはいとう)	114
参蘇飲 ❻ (じんそいん)	76, 100
神秘湯 ❽ (しんぴとう)	76
真武湯 ❸ (しんぶとう)	64, 132, 134, 168, 170, 178, 194
清上防風湯 ❺ (せいじょうぼうふうとう)	54, 56
清心蓮子飲 ⓫ (せいしんれんしいん)	46, 148
清肺湯 ❾ (せいはいとう)	138
疎経活血湯 ❺ (そけいかっけつとう)	44, 120

た

大黄甘草湯 ❽ (だいおうかんぞうとう)	70, 102
大建中湯 ⓰ (だいけんちゅうとう)	18, 94, 134, 168, 184
大柴胡湯 ❽ (だいさいことう)	42, 122, 124, 126, 196
大承気湯 ⓭ (だいじょうきとう)	60, 190
大防風湯 ❾ (だいぼうふうとう)	156
竹茹温胆湯 ❾ (ちくじょうんたんとう)	110
治打撲一方 ❽ (ぢだぼくいっぽう)	108
治頭瘡一方 ❺ (ぢづそういっぽう)	146
中建中湯 (ちゅうけんちゅうとう)	18
調胃承気湯 ❼ (ちょういじょうきとう)	102
釣藤散 ❹ (ちょうとうさん)	16, 62
猪苓湯 ❹ (ちょれいとう)	68, 150
猪苓湯合四物湯 ⓬ (ちょれいとうごうしもつとう)	68, 150
通導散 ⓱ (つうどうさん)	60, 108, 116
桃核承気湯 ❻ (とうかくじょうきとう)	32, 36, 60, 102, 196
当帰飲子 ❽ (とうきんし)	106
当帰建中湯 ⓭ (とうきけんちゅうとう)	32, 182, 184
当帰四逆加呉茱萸生姜湯 ❽ (とうきしぎゃくかごしゅゆしょうきょうとう)	50, 52, 120
当帰芍薬散 ❷ (とうきしゃくやくさん)	32, 36, 50, 54, 56, 122, 124, 126, 182, 198
当帰湯 ⓯ (とうきとう)	18, 178

な

| 女神散 ❻ (にょしんさん) | 152 |

人参湯㉜（にんじんとう）……58, 78, 82, 88, 134, 142, 168
人参養栄湯(108)（にんじんようえいとう）……22, 138, 176, 178

は

排膿散及湯(122)（はいのうさんきゅうとう）……188
麦門冬湯㉙（ばくもんどうとう）……28, 74
八味地黄丸⑦（はちみじおうがん）……44, 46, 48, 120, 150, 192
半夏厚朴湯⑯（はんげこうぼくとう）……24
半夏瀉心湯⑭（はんげしゃしんとう）……58, 78, 88, 142, 168
半夏白朮天麻湯㊲（はんげびゃくじゅつてんまとう）……64, 86, 194
白虎加人参湯㉞（びゃっこかにんじんとう）……80
茯苓飲(69)（ぶくりょういん）……142
茯苓飲合半夏厚朴湯(116)（ぶくりょういんごうはんげこうぼくとう）……142
防已黄耆湯⑳（ぼういおうぎとう）……42, 44
防風通聖散(62)（ぼうふうつうしょうさん）……42
補中益気湯㊶（ほちゅうえっきとう）
……14, 22, 76, 90, 110, 112, 138, 156, 176, 178, 184, 188, 198

ま

麻黄湯㉗（まおうとう）……20, 38, 112, 114, 160, 172
麻黄附子細辛湯(127)（まおうぶしさいしんとう）……20, 38, 72
麻杏甘石湯(55)（まきょうかんせきとう）……28, 74, 140, 160
麻子仁丸(126)（ましにんがん）……40, 70, 94, 102, 190

や

抑肝散(54)（よくかんさん）……16, 34, 152, 162, 180
抑肝散加陳皮半夏(83)（よくかんさんかちんぴはんげ）……16, 104, 162

ら

六君子湯㊸（りっくんしとう）……14, 104, 112, 148, 182
竜胆瀉肝湯(76)（りゅうたんしゃかんとう）……146
苓甘姜味辛夏仁湯(119)（りょうかんきょうみしんげにんとう）……26, 74
苓桂朮甘湯㊴（りょうけいじゅつかんとう）……64, 86, 194

88002-195 JCOPY

参考文献

1) 松田邦夫, 稲木一元:臨床医のための漢方［基礎編］. カレントテラピー, 1987.
2) 大塚敬節:大塚敬節著作集　第1巻〜第8巻 別冊. 春陽堂, 1980-1982.
3) 大塚敬節, 矢数道明, 清水藤太郎:漢方診療医典. 南山堂, 1969.
4) 大塚敬節:症候による漢方治療の実際. 南山堂, 1963.
5) 稲木一元, 松田邦夫:ファーストチョイスの漢方薬. 南山堂, 2006.
6) 大塚敬節:漢方の特質. 創元社, 1971.
7) 大塚敬節:漢方と民間薬百科. 主婦の友社, 1966.
8) 大塚敬節:東洋医学とともに. 創元社, 1960.
9) 大塚敬節:漢方ひとすじ:五十年の治療体験から. 日本経済新聞社, 1976.
10) 松田邦夫:症例による漢方治療の実際. 創元社, 1992.
11) 日本医師会 編:漢方治療のABC. 日本医師会雑誌臨増 108 (5), 1992.
12) 大塚敬節:歌集杏林集. 香蘭詩社, 1940.
13) 三潴忠道:はじめての漢方診療十五話. 医学書院, 2005.
14) 花輪壽彦:漢方診療のレッスン. 金原出版, 1995.
15) 松田邦夫:巻頭言:私の漢方治療. 漢方と最新治療 13 (1):2-4, 世論時報社, 2004.
16) 新見正則:本当に明日から使える漢方薬. 新興医学出版社, 2010.
17) 新見正則:西洋医がすすめる漢方. 新潮社, 2010.
18) 新見正則:プライマリケアのための血管疾患のはなし漢方診療も含めて. メディカルレビュー社, 2010.
19) 新見正則:フローチャート漢方薬治療. 新興医学出版社, 2011.

20) 新見正則：じゃぁ，死にますか？ リラックス外来トーク術．新興医学出版社，2011．
21) 新見正則：簡単モダン・カンポウ．新興医学出版社，2011
22) 新見正則：じゃぁ，そろそろ運動しませんか？ 新興医学出版社，2011．
23) 新見正則：iPhone アプリ「フローチャート漢方薬治療」
24) 新見正則：じゃぁ，そろそろ減量しませんか？ 新興医学出版社，2012．
25) 新見正則：鉄則モダン・カンポウ．新興医学出版社，2012．
26) 松田邦夫・新見正則：西洋医を志す君たちに贈る漢方講義．新興医学出版社，2012．
27) 新見正則：実践ちょいたし漢方．日本医事新報 4683(1)，2014．
28) 新見正則：症例モダン・カンポウ．新興医学出版社，2012．
29) 新見正則：飛訳モダン・カンポウ．新興医学出版社，2013．
30) 新見正則：患者必読・医者の僕がやっとわかったこと．朝日新聞出版，2014．
31) 新見正則：フローチャート漢方薬治療2．新興医学出版社，2014．
32) 樫尾明彦・新見正則：スーパー★ジェネラリストに必要なモダン・カンポウ．新興医学出版社，2014．
33) 新見正則：3秒でわかる漢方ルール．新興医学出版社，2014．
34) 新見正則：患者さんのためのフローチャート漢方薬．新興医学出版社，2015．
35) 新見正則：実践3秒ルール128漢方処方分析．新興医学出版社，2016．
36) 新見正則・樫尾明彦：上達シリーズ モダン・カンポウ上達チェックリスト．新興医学出版社，2016．

おわりに

　漢方は相関の叡智の集積です．ですから臨床経験が長い方が的確な処方に到達する可能性は上がります．しかし，臨床経験が短くても，少々回り道をするだけで，いずれ的確な処方に辿り着きます．患者さんと一緒に的確な処方を探すことが楽しいのです．

　僕の外来を見学に来る先生方が言います．「先生の外来は治った人がたくさんいて，みんな先生に感謝しているのですね」確かにそうです．しかし，それは僕が名医ということではありません．僕が治せなかった人は他の先生を訪ねて離れていくから，治った人がたくさん残るのです．そんな当たり前のことを理解していないと自分が名医と勘違いをします．いつまでも漢方は勉強なのです．だって相関の知恵の集積なのですから．

　師匠である松田邦夫先生には，漢方以外にも，医者としての品位，人としての生き方，そして僕の知らないいろいろな世界の話を，いつも楽しく拝聴させて頂いています．毎週金曜日が本当に楽しみです．松田邦夫先生のお陰で，痩せました．そしてトライアスロンに挑戦しました．そして娘と家族と楽しく暮らしています．そして患者さんに喜んでもらっています．医者冥利に尽きます．言葉では言い表せないほどの感謝の気持ちでいっぱいです．また，辻佳宏様，新興医学出版社のイラストでお世話になった下山まどかさん，林峰子社長，そして，漢方を志す同僚，なにより困っている患者さんの存在，みなさまのお陰で今の僕があるのです．最後に，そんな僕に育ててくれた今は亡き両親に感謝します．

新見正則

【著者略歴】

新見 正則 (にいみ まさのり) Masanori Niimi, MD, DPhil, FACS

1959 年生まれ	
1985 年	慶應義塾大学医学部卒業
1993 年〜1998 年	英国オックスフォード大学医学部博士課程留学
	移植免疫学で Doctor of Philosophy (DPhil) 取得
1998 年〜	帝京大学医学部に勤務
2002 年	帝京大学外科准教授
2013 年	イグノーベル医学賞

帝京大学医学部外科准教授,アメリカ外科学会フェロー (FACS),愛誠病院下肢静脈瘤センター顧問,愛誠病院漢方外来統括医師.

専 門
血管外科,移植免疫学,漢方指導医・専門医,労働衛生コンサルタント,日本体育協会認定スポーツドクター,セカンドオピニオンのパイオニアとしてテレビ出演多数.
漢方医学は松田邦夫先生(東大 S29 年卒)に学ぶ.

著 書
下肢静脈りゅうを防ぐ・治す.講読社,2002,西洋医がすすめる漢方.新潮社,2010,本当に明日から使える漢方薬.新興医学出版社,2010,フローチャート漢方薬治療.新興医学出版社,2011,リラックス外来トーク術 じゃぁ,死にますか.新興医学出版社,2011,じゃぁ,そろそろ運動しませんか? 西洋医学と漢方の限界に気がつき,トライアスロンに挑戦した外科医の物語.新興医学出版社,2011,じゃぁ,そろそろ減量しませんか? 正しい肥満解消大作戦.新興医学出版社,2012,鉄則モダン・カンポウ.新興医学出版社,2012,症例モダン・カンポウ.新興医学出版社,2012,飛訳モダン・カンポウ.新興医学出版社,2013,フローチャート漢方薬治療2.新興医学出版社,2014,3 秒でわかる漢方ルール.新興医学出版社,2014,など多数
i Phone アプリ:フローチャート漢方薬治療も絶賛販売中!

©2016　　　　　　　　　　　　　　　　　　第 1 版発行　2016 年 7 月 28 日

サクサク読める
漢方ビギナー処方ドリル

（定価はカバーに表示してあります）

著者	新 見 正 則
発行者	林　　峰 子
発行所	株式会社 新興医学出版社

検印省略

〒113-0033　東京都文京区本郷6丁目26番8号
電話　03(3816)2853　　FAX　03(3816)2895

印刷　三報社印刷株式会社　　ISBN978-4-88002-195-9　　郵便振替　00120-8-191625

- 本書の複製権・翻訳権・上映権・譲渡権・公衆送信権(送信可能化権を含む)は株式会社新興医学出版社が保有します.
- 本書を無断で複製する行為(コピー,スキャン,デジタルデータ化など)は,著作権法上での限られた例外(「私的使用のための複製」など)を除き禁じられています.研究活動,診療を含み業務上使用する目的で上記の行為を行うことは大学,病院,企業などにおける内部的な利用であっても,私的使用には該当せず,違法です.また,私的使用のためであっても,代行業者等の第三者に依頼して上記の行為を行うことは違法となります.
- JCOPY〈出版者著作権管理機構 委託出版物〉
本書の無断複製は著作権法上での例外を除き禁じられています.複製される場合は,そのつど事前に,出版者著作権管理機構(電話 03-3513-6969,FAX03-3513-6979,e-mail:info@jcopy.or.jp)の許諾を得てください.